おかげさまで 25 年

レジデントノートは 2023 年度で

『創刊 25 年目』となります.

これからも読者の皆さまの声を大切に,

レジデントノートだからこそ読める,

研修医に必要なことをしっかり押さえた

誌面をお届けしてまいります.

どうぞご期待ください!

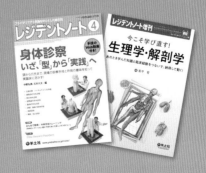

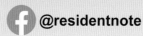 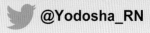

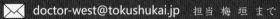

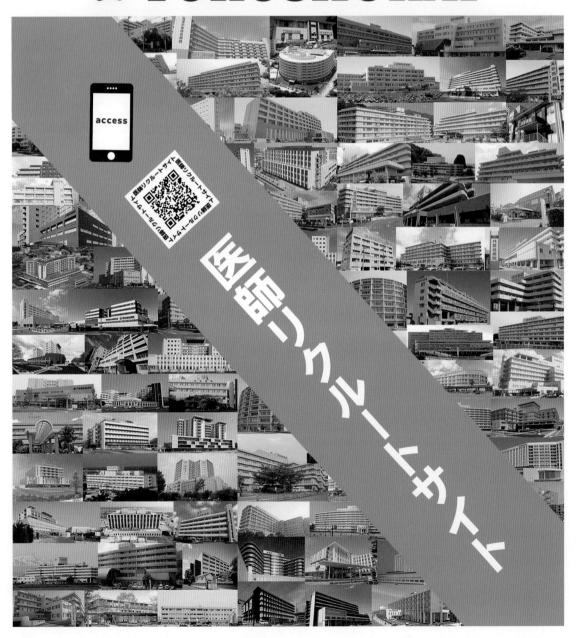

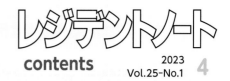

contents 2023 Vol.25-No.1 4

特集

抗菌薬ファーストタッチ

原因菌がわからない段階でどう動きだす？
初手としてより良い抗菌薬の選び方と投与法、教えます

編集／山口裕崇（飯塚病院 総合診療科）

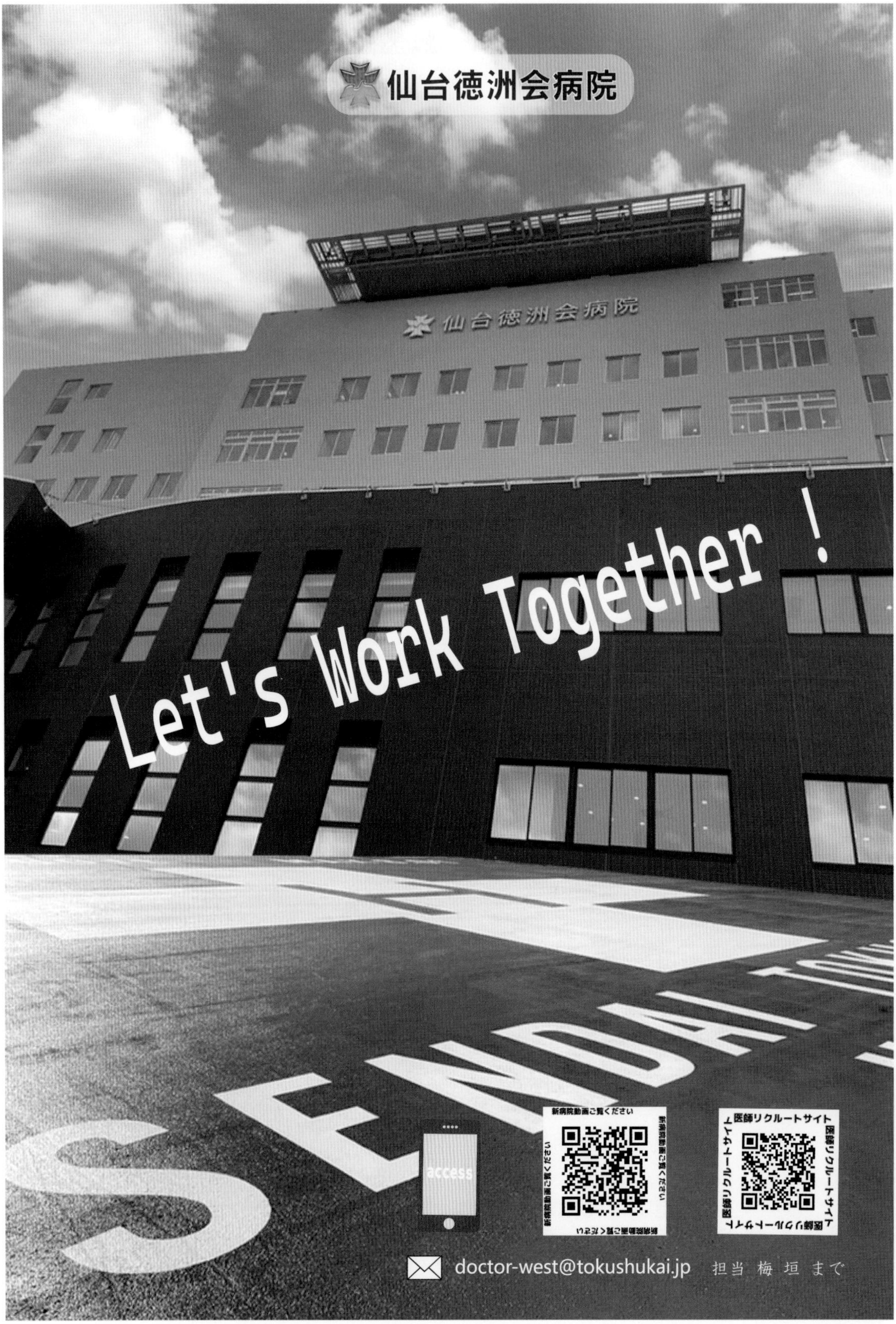
仙台徳洲会病院
仙台徳洲会病院
Let's Work Together !
新病院動画ご覧ください
医師リクルートサイト
doctor-west@tokushukai.jp 担当 梅垣 まで

レジデントノート
contents
2023 **4**
Vol.25-No.1

連 載

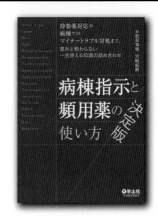
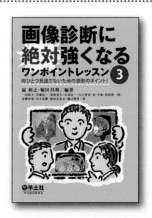

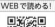

実践！画像診断 Q&A - このサインを見落とすな

Case1 ［救急画像編］

WEBで読める！

突然の強い腹部全体の痛みを訴える80歳代女性

（出題・解説）山内哲司

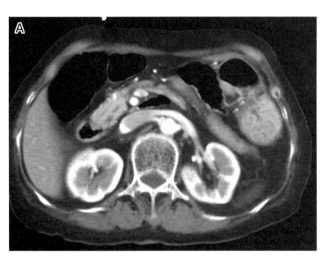

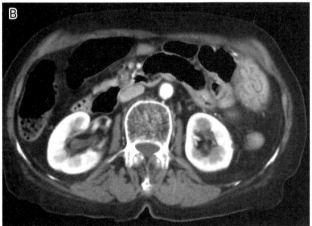

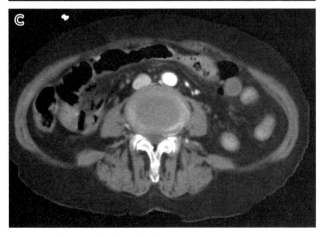

図1　腹部造影CT（頭側から順に）

Satoshi Yamauchi
（奈良県立医科大学 放射線診断・IVR学講座，教育開発センター）

web上にて本症例の全スライスが閲覧可能です.

<table>
<tr><td rowspan="5">病歴</td><td>

病歴：就寝中に突然強い腹痛を自覚. しばらくじっとしていても軽快せず救急搬送.

既往歴：心房細動, 心筋梗塞.

身体所見：腹部全体に強い自発痛あり, ベッド上で静止できない状態. 痛みにより腹部診察は拒否的. 体幹部に冷汗あり.

血液検査：WBC軽度上昇, ほか特記すべき異常なし.

</td></tr>
</table>

問題

Q1：造影CT（図1）の画像所見は？

Q2：診断は？

本症例はweb上での連続画像の参照を推奨します.

Answer ▶▶▶

初期対応し相談にきた1年目研修医

痛みが強すぎて，しっかり診察できません．今まで診てきた患者さんのなかで一番痛そうです．なんとかじっとしてもらってCTを撮ってみましたが，大きな異常がなさそうに見えます．

解答　急性上腸間膜動脈塞栓症

A1：造影CTで上腸間膜動脈（SMA）の造影効果が途絶している（図1A，B▶）．その灌流域の小腸壁の造影効果もやや低下している（図1C▶）．
A2：急性上腸間膜動脈塞栓症．

解説

急性上腸間膜動脈（superior mesenteric artery：SMA）閉塞症は，血栓塞栓などによるSMAの急性閉塞，それに伴った消化管および腸間膜の虚血が主病態である．SMA根部で閉塞するSMA血栓症と，心房細動などを背景に心原性塞栓子がSMAに詰まるSMA塞栓症とに大別され，本例は後者である（図2）．いずれの病態でも，突然の強い腹痛で発症することが多い．

血管内治療と消化管の切除を組み合わせた厳重な治療・管理が求められ，数時間の治療介入の遅れで致死的になりうる．国家試験にも登場する有名な疾患ではあるが，実臨床では頻度が低く，さらに診察上，急性期には腹膜刺激徴候がないケースがあることから（虚血になっているもののまだ腸管壁が壊死しておらず腹膜に炎症が波及していない段階であるため），軽症にみられがちな点にも注意が必要である．「もしかして，この患者さんは痛がりなだけ？」と思ってしまう研修医もいるようだ．もちろん初期から本疾患を疑って，ドプラ超音波や造影CTでSMA血流の途絶が確認できれば，診断は容易であるが，異常所見としては画像上とても小さい．病態がさらに進行すれば，腸管壁内ガスや門脈ガスなど，腸管壁の壊死を示唆する「派手な所見」も出現し，自然に異常所見が目に飛び込んでくることになるのだが，こうなると広範な腸管切除が必要になってくることも多い．救命率を上げるためにも，できればSMAにのみ異常が認められる時点で診断したい．

本疾患は強い腹痛が突然出現し，急性心筋梗塞や大動脈瘤破裂など重篤な疾患が想起されるような症状で来院することが多いが，上述のように診断におけるピットフォールが複数存在する．4月から新たに初期研修医となる読者に贈る症例としてふさわしいと思い，取り上げた．これから腹痛患者はたくさん診療することになるかと思うが，稀な本疾患の可能性も常に意識し，造影CTを読影する際には必ずSMAを追跡する癖をつけておくことで，1人でも救命できる患者さんが増えることを願う．

（本コーナー2020年3月号に類似症例あり[1]．あわせて勉強していただきたい）

参　考
1）山内哲司：突然の強い腹痛を自覚した80歳代男性．レジデントノート，21：3193-3194，2020
https://www.yodosha.co.jp/rnote/gazou_qa/9784758116404_1q.html

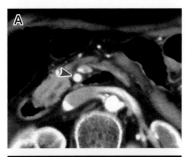
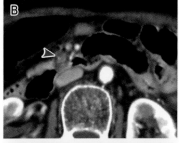
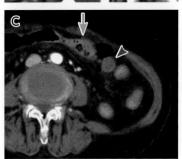

図1　腹部造影CT（頭側から順に）
A，B）1枚目ではSMAは明瞭に造影されているが，少し尾側であるBでは造影効果が消失している（▶）．
C）▶で示す消化管の造影効果は，➡で示す消化管の壁の造影効果に比して低下している（提示しているのは動脈相であるため，消化管壁の造影効果の差は，あくまでも参考程度の所見である）．

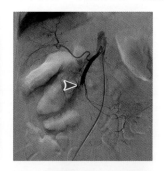

図2　血管造影（SMAから造影剤注入）
SMAの造影効果の途絶が明瞭に確認できる．このあと，カテーテルで血栓吸引し血行再建された．

本コーナーはオンラインでもご覧いただけます：www.yodosha.co.jp/rnote/gazou_qa/index.html

半年前からの咳嗽を主訴に来院した30歳代男性

（出題・解説）井窪祐美子，徳田　均

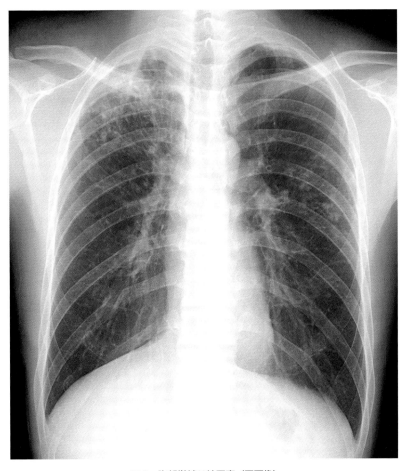

図1　胸部単純X線写真（正面像）

病歴

症例：30歳代，男性．**主訴**：咳嗽．**既往歴**：なし．**常用薬**：なし．**職業**：営業職．**喫煙**：20本×20年．飲酒：機会飲酒．**粉塵吸入歴**：なし．**アレルギー歴**：なし．**家族歴**：特記すべきことはない．

現病歴：一昨年まで毎年健康診断を受けていたが，異常を指摘されたことはなかった．半年前から乾性咳嗽が続くため近医を受診し胸部単純X線写真を撮影した結果，異常陰影を指摘され当院に紹介となった．

身体所見：身長172 cm，体重70 kg，体温36.6℃，SpO2 99％（室内気）．意識清明．頸静脈拡張なし．胸部：肺音清，心雑音なし．腹部：肝・腎・脾を触知しない．表在リンパ節を触知しない．浮腫はない．神経学的所見：特に異常を認めない．

血液検査：WBC 6,300 / μL（好中球62.6％，　リンパ球24.8％，　好酸球3.7％），Hb 14.5 g/dL，Plt 35.3万 / μL，AST 14 IU/L，ALT 17 IU/L，LD 124 U/L，CK 66 U/L，BUN 13 mg/dL，Cr 0.80 mg/dL，CRP 2.7 mg/dL，血沈 8 mm，D-dimer 0.6 μg/mL．

問題

Q1：胸部単純X線写真（図1）の所見は？

Q2：診断のためにさらに必要な検査は？

Yumiko Ikubo, Hitoshi Tokuda（JCHO東京山手メディカルセンター 呼吸器内科）

Answer

ある1年目の研修医の診断	**解答**	***Mycobacterium kansasii*（*M.kansasii*）症**
右上肺野と左中肺野に粒状影，結節影を認めます．肺結核の可能性を考え，喀痰抗酸菌検査を行います．		**A1**：胸部単純X線写真では右上肺野に大小不揃いな粒状影，線状・索状影，および肺尖部にわかりにくいが空洞影があり，それらと肺門を結んで多数の線状，索状影がある（図1○）．左中肺野にも粒状影，結節影を認める（図1○）． **A2**：肺結核を含む抗酸菌感染症を疑い，胸部CT検査，喀痰抗酸菌検査として塗抹・培養と核酸増幅検査（PCR）のほか，血液検査にてインターフェロンγ遊離試験（IGRA）であるQFTやT-SPOT®.TBを提出する．

解説

　単純X線写真所見，CT所見をあわせると，まず目につくのが右肺尖部の不整形の空洞影で，その壁は薄い．またその輪郭は明瞭で，浸潤影やすりガラス影の所見はない．時間の経った病変と考えられる．周囲には散布性の粒状影，結節影を認める（図2→）．左上葉にも区域性に散布された粒状影を認める（図3⇒）．粒状影一つひとつの境界は明瞭であり，これらより，通常の感染症ではなく，肺結核など抗酸菌感染症を第一に考える．

　本症例は，喀痰抗酸菌塗抹検査にて1＋であったが，核酸増幅検査では結核菌PCRおよび*Mycobacterium avium/intracellulare*（MAC）PCRともに陰性であった．T-SPOT®.TBも陰性であったが，喀痰抗酸菌培養検査にて*M.kansasii*が検出され，*M.kansasii*症と診断した．

　*M.kansasii*症は，わが国においてMAC症に次いで2番目に患者数の多い肺非結核性抗酸菌症である．以前は肺非結核性抗酸菌症の10％弱を占めていたが，2014年の疫学調査では4.3％まで割合が低下しており，減少傾向である[1]．健常な若年者でも発症しうる．男性患者の割合が多く，喫煙や粉塵吸入がリスクファクターとされているが，近年は女性患者の割合が増加傾向である．画像所見は肺結核に類似し，鑑別は必ずしも容易ではない．陰影の分布は上肺野優位である．肺尖部に空洞性病変を伴う症例が多く，その壁は薄く，形状は不整形である．これらは肺結核と異なる特徴的所見といわれる．肺結核の診断に有用とされるIGRA検査は，*M.kansasii*症においても約30％の確率で陽性となる[2]ため，肺結核と誤診されやすい．結核菌PCR，MAC PCRいずれも陰性の場合，抗酸菌培養検査の結果が判明するまで*M.kansasii*症の可能性を念頭において対応する．

　*M. kansasii*は病原性が高く，経過観察中に画像所見が悪化する例が多い．その一方で，薬剤への反応性が高く，治癒が期待できる抗酸菌感染症でもある．リファンピシンがkey drugであり，一般的にはリファンピシン＋イソニアジド＋エタンブトールの3剤で治療を開始する．治療期間について，2020年のATS/ERS/ESCMID/IDSAガイドラインでは，12カ月以上の治療継続が推奨されている[3]．

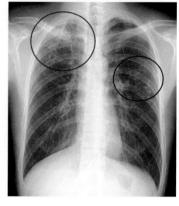

図1　胸部単純X線写真（正面像）

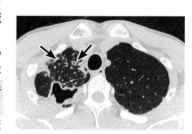

図2　胸部単純CT（肺尖部）

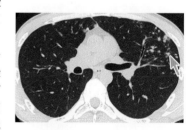

図3　胸部単純CT（上葉）

引用文献

1) 「画像と病理から学ぶ 結核・非結核性抗酸菌症」（徳田 均，氏田万寿夫，岩井和郎/著），pp162-165，克誠堂出版，2016
2) Sato R, et al：Interferon-gamma release assays in patients with Mycobacterium kansasii pulmonary infection：A retrospective survey. J Infect, 72：706-712, 2016（PMID：27025204）
3) Daley CL, et al：Treatment of Nontuberculous Mycobacterial Pulmonary Disease: An Official ATS/ERS/ESCMID/IDSA Clinical Practice Guideline. Clin Infect Dis, 71：e1-e36, 2020（PMID：32628747）

本コーナーはオンラインでもご覧いただけます：www.yodosha.co.jp/rnote/gazou_qa/index.html

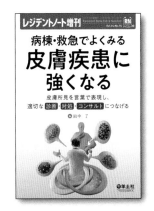
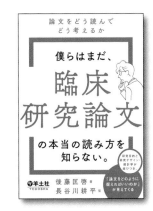
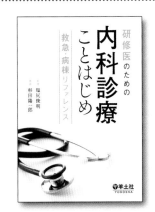

信頼されて25年

レジデントノートは
2023年も研修医に寄りそいます！

レジデントノートは年間定期購読がオススメ

レジデントノート定期購読 2大特典

特典1

通常号がブラウザでいつでも読める

WEB版サービス
をご利用いただけます

- スマートフォンやタブレットがあればレジデントノート通常号がいつでもどこでも読める！
- 自宅で冊子、職場はWEB版と使い分けが可能！
- 便利な検索機能で目的の記事がすぐ見つかる！

※ご利用は原則ご契約いただいた羊土社会員の個人の方に限ります

冊子も！　WEB版も！

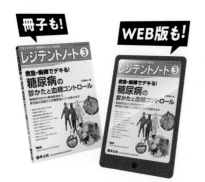

特典2

新規申込みで

オリジナルペンライト
をプレゼント

※デザイン・色は変更になる可能性がございます

2023年　**期間限定**
2月1日～7月31日まで

瞳孔ゲージ付き

センパイたちからも大好評！

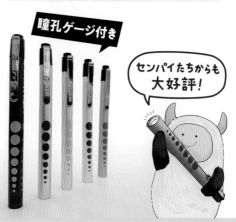

発行 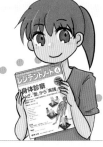羊土社

定期購読プラン

■ 通常号(月刊12冊)
定価 **30,360円**(本体 27,600円+税10%)

■ 通常号(月刊12冊) + 増刊(年6冊)
定価 **61,380円**(本体 55,800円+税10%)

※海外からのご購読は送料実費となります　※価格は改定される場合があります　※レジデントノート定期購読WEB版プランは販売を終了いたしました

新刊・近刊のご案内

月刊　"実践ですぐに使える"と大好評！

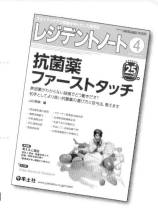

5月号
(Vol.25-No.3)
医師の文書作成、はじめの一歩 (仮題)
編集／大塚勇輝, 大塚文男

6月号
(Vol.25-No.4)
救急患者を入院させるとき・帰宅させるとき
〜症例から学ぶ、Disposition判断までの思考プロセス
(仮題)
編集／関根一朗

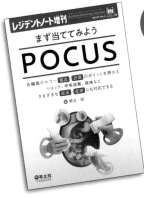

増刊　1つのテーマをより広く, より深く, もちろんわかりやすく！

Vol.25-No.2
(2023年4月発行)
まず当ててみようPOCUS
編集／瀬良　誠

→p.14もご覧ください！

Vol.25-No.5
(2023年6月発行)
新版・入院患者管理パーフェクト
〜病棟診療の勘所　研修医生活を楽しく乗り切るために
(仮題)
編集／石丸裕康, 官澤洋平

以下続刊…

随時受付！
右記からお申込み
いただけます

● お近くの書店で ➡ レジデントノート取扱書店 (小社ホームページをご覧ください)
● ホームページから ➡ www.yodosha.co.jp/rnote/
● 小社へ直接お申込み ➡ TEL 03-5282-1211 (営業)　　FAX 03-5282-1212

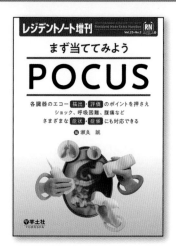

抗菌薬ファーストタッチ

原因菌がわからない段階でどう動きだす？
初手としてより良い抗菌薬の選び方と投与法、教えます

特集にあたって

山口裕崇

1　良書が溢れる現代において，この特集がめざすもの

　　感染症をテーマとした書籍のなかには，ガイドラインや一般的な標準治療に準拠した「正解」を示すものが数多あります．それらは原則や基本を網羅しているため，マニュアル本と呼ばれることも多いでしょう．ところで，わずかに切り口を変えつつも同じようなことが同じように羅列されている書籍で溢れているというのは，はたしてなぜでしょうか．それは感染症診療が殊更に難しい領域であることの証左でしょうし，それだけ多くの医療者が困難と対峙しうる分野であることの表れだとも思います．

　　では，それらの「正解」を示す書籍を多く読めば，それだけスキルアップが見込めるのでしょうか．確かに多くの医学情報に触れると，知識も相応して増えるかもしれませんが，実践知やスキルが向上するかに関しては，その人しだい…と言わざるをえないでしょう．それはひとえに，日常臨床の「景色」が変わらないからです．書店に並ぶ大家の名著は原理・基本は教えてくれるでしょうが，そこから即座に「現場で目の前の患者さんに対する正解の見出し方」を会得するのは，実はハードルが高いことなのです．どれだけ本を読んでも，どんなに情報を頭に詰め込んでも，現場での見え方が変わらなければ思考のシナプスも紡がれないでしょうし，実際のプラクティスも変わらないわけです．そのようななか，この特集では「さまざまな場面における，感染症診療の基本にもとづいた抗菌薬治療のファーストタッチがわかる」ことをめざしています．

2　なぜ，感染症診療は難しいのか

　　感染症診療はとても難しい，それは間違いありません．なかでも抗菌薬治療に関して苦手意識をもつ初学者は多いはずです．事実，私自身も初期研修医になりたての半年くらいは，抗菌薬の名前や分類すらあべこべな状態でした．かつての私のような感染症診療を苦

手に感じる若手医師にとって，この特集は福音です．感染症診療は，そもそも無理ゲーな抗菌薬の個別の事情を暗記する必要も，第○○世代のセフェム系…みたいな世代ごとの立ち回りを覚える必要もなく，もちろんスペクトラムに不案内でもよいのです．本特集では，「この抗菌薬はこんなヤツである」ということよりも臨床で重要な「この場面ではこの抗菌薬をこうやって使う」という実践知に，ぜひ触れてもらいたいと思います．カードゲームで例えるならば，手札のカードおのおのに関してプロファイルを把握し詳細な知識をもっていることよりも，カードの切り方や場面を選ぶ流儀の方がずっと大切だというわけですね．ちゃんとした感染症診療，すなわち適正な抗菌薬治療とは，「正解」となりうる複数の選択肢が同時多発的に存在する状況のなか，抗菌薬それぞれのポジショニングを理解したうえで，メリット・デメリットに照らし合わせてアドバンテージを見出し，より良い（ベターな）一手＝ファーストタッチを選びとるプロセスであります．それには何が必要か…まず，原因菌と向き合うこと．そして，先人たちの流儀から学ぶことの2つです．

3　感染症診療が上手になるために，最も大切なこと

どうしたら感染症診療や抗菌薬選択が上手になりますか？と感染症専門医が質問されたら，きっと答えは十人十色でしょう．では「たった1つ」の大切なことは？と聞かれたら…敵を知ること，原因菌のことをわかってあげること，という答えが返ってくるはずです．これは，この後の総論（p.19〜）で解説する感染症診療のトライアングルのうち重要な要素の1つであり，抗菌薬を選ぶときの要となります．患者情報や身体所見はベッドサイドである程度は揃えられるでしょうが，目の前の感染症を起こしている微生物に関しては，どんなに検査を行ったとしても即座に目に見えるわけではありません．このコロナ禍においては尚のこと，グラム染色がその場でみられない状況で微生物を想定することが大切になります．一朝一夕にそのスキルが向上することはありませんが，診療が上手になるか否かは絶対に才能なんかではありません．どんなに泥臭くても，這いつくばってでも努力を重ねることで，センスは磨かれ，あるときからフッと不思議にもアウトプットできるようになってくるものです．この特集の執筆陣を中心としたわれわれ感染症診療に携わる医師は，日常臨床を戦い抜くために，日頃から検査室へ足を運び，検査技師さんとの対話を重んじ，患者さんを目の前にするたびに幾度となく感染症診療のトライアングルを構築し，原因菌を詰めるプロセスを大切にしています．この特集は，ともに闘い，対話を重ね，患者さんと日々向き合うなかで導き出された，1つの「正解」のかたちです．読んでもらった後の皆さまに，日常臨床，ひいては明日からの感染症診療の景色が変わって見えてくれることを，切に願っています．

■ 参考文献・もっと学びたい人のために

1）「レジデントのための感染症診療マニュアル 第4版」（青木 眞/著），医学書院，2020
2）「抗菌薬の考え方，使い方 ver.5」（岩田健太郎/著），中外医学社，2022
3）「第3版 感染症診断に役立つグラム染色」（永田邦昭/著），シーニュ，2022

Profile

山口裕崇（Hirotaka Yamaguchi）

飯塚病院 総合診療科
総合内科専門医・感染症専門医
2012年九州大学医学部卒業，沖縄の敬愛会中頭病院にて初期研修から
4年間在籍（群星沖縄プロジェクト），北九州市小倉にある健和会大手
町病院で感染症科フェローシップの2年間を経て，2018年から飯塚病
院 総合診療科（Hospitalist team）に所属している．本当に大切なも
のって何だろう…『星の王子さま』の "Le plus important est invisible
（かんじんなことは，目に見えないんだよ）" が座右の銘である．

【総論】

感染症診療の原則

切っても切れない三角関係はお好き？

山口裕崇

① 感染症診療のトライアングルを構築せずして，抗菌薬選択なし

② グラム陰性桿菌といかに戦うか，その戦略と戦術が重要である

③ 日頃から検査室へ足を運び，五感を駆使して微生物と向き合うべし

はじめに

　　感染症に対して早期に広域抗菌薬を投与するという行為は，ある意味で「正解」ではありますが，その一方で多くの文脈で感染症診療のトライアングルを構築すること，とりわけ原因菌を具体的に想起する作業が蔑ろにされていると感じます．より早く抗菌薬を投与することは感染症診療の要ですが，適正な抗菌薬選択を犠牲にするべきではありません．原因菌をカテゴリーで考え，どこまでカバーするのか重みづけを行えば，メロペネムなど広域抗菌薬が必ずしも最適解とはならないのが現場のリアルであり，かつ，闇雲なバンコマイシンの使用を避けられることも少なくありません．そして，日常臨床では「耐性菌で抗菌薬治療が外れたから患者さんを失ってしまう」よりも「抗菌薬はちゃんと当たっていたけれど基礎疾患や合併症のために患者さんを失ってしまう」というシーンがずっと多いのです．

1 感染症診療の景色を変えよう

　　ちゃんと感染症を診療することは難しい，ということを冒頭でも書きました．内省が働きがたい領域でもあり「なんとなく，できている」風になってしまうのが事を難しくしています．生涯をもって学び続け，自身のプラクティスを日々見直していくスタンスが真っ

当な感染症診療を継続するための要諦ともいえるでしょう.

　ほとんどの診療領域で提供される医療行為は，病原となっている人体臓器といういわば「人間側」へと介入するものです．一方，感染症の戦場は人体臓器であり，そこに炎症源があるのですが，抗菌薬をはじめとした抗微生物薬は人体外から来る原因微生物をその標的としています．それが人体臓器の機能や生理学のみならず，微生物という領域への知識と理解が大切である理由であり，微生物への理解は検査室へ足を運んで見て・嗅いで・聴いて・触って・話して感じとるものなのです.

2 日々, よりよく実践しよう

1) 感染症診療のトライアングル（図1）

　日常臨床とは切っても切れない三角関係の話です．感染症診療においては，「原因菌」「感染巣」「患者背景」でできるトライアングルを意識する必要があります．特に患者背景については，生活歴・嗜好・ペット・職歴・併存症・手術歴など「患者さんのこれまでの人生が映像として思い浮かべられるような情報」を集めることが理想です．感染症の診断がついても，患者背景によって想定すべき原因菌は異なります．例えば，生来健康な成人女性に発症した市中肺炎であれば，原因菌として肺炎球菌（*Streptococcus pneumoniae*）を想定してペニシリンGの使用を考えます（患者背景：生来健康な成人女性，感染巣：肺，原因菌：肺炎球菌）が，大酒家の高齢男性に発症した肺炎であればクレブシエラ（*Klebsiella pneumoniae*）も考慮され，セフトリアキソンの使用を検討します（患者背景：大酒家の高齢男性，感染巣：肺，原因菌：クレブシエラ）．つまり，**疾患と抗菌薬は一対一で対応せず，必ず患者背景への考察が必要で**，そこには医療環境への曝露や抗菌薬使用歴も含まれます．グラム染色に代表される検体の塗抹所見は，上記を補うものですが，即座に塗抹所見をみられない状況では患者背景がより一層，重要となります．以降で示す細菌マップ・診療の段取り・アンチバイオグラムは，いずれもトライアングルの構築を補完するものです.

2) 細菌マップ（図2）

　上記のトライアングルを補完する大きな役割を担うのが，細菌の戦略的かつ実践的な分類です．図2はグラム染色性と抗菌薬選択に主眼を置いて，マインドマップ風に示したも

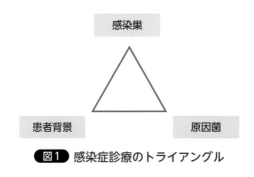

図1 感染症診療のトライアングル

のです．感染症と対峙し，原因菌を具体的に想起するとき，どのカテゴリーのどのあたりの領域を思い浮かべているのか具体化するためのツールとなりえます．ノイズを減らすため，微生物学的な正確さに関してラフな部分もありますが，特にグラム陰性桿菌をまとめた「右下のカテゴリー」に注目するのが重要です．敗血症だから広域抗菌薬，ではありません．重症だから広域抗菌薬，でもありません．どんな状況でも，その場の最適解を求めて抗菌薬を選ぶべきであり，前述のトライアングルを構築して考え続けることが重要です．ここでいう「抗菌薬を選ぶ」ということは，どこまでスペクトラムを広げるか，と言い換えることができます．乱暴な表現をすればグラム陽性菌はバンコマイシンを使うか否かでよいのですが，「右下のカテゴリー」のグラム陰性桿菌は難しく，特に耐性傾向が強い腸内細菌目細菌とブドウ糖非発酵菌群を分けて考えることがコツです．偏性嫌気性菌の考慮が要る場合もありますが，初診（Day 0）の段階での抗菌薬選択は原因となりうる微生物すべて漏れなく駆逐することに躍起にならずともよく，病原性が強くかつ病状悪化をきたしやすいものを優先的に考えればよいのです．

3) 診療の段取り（図3）

　　初診（Day 0）で抗菌薬を選択した後，培養検査の結果が確定するまでぼょーっとして待っていては2〜3日があっという間に経過してしまいます．当初の抗菌薬が適正かどう

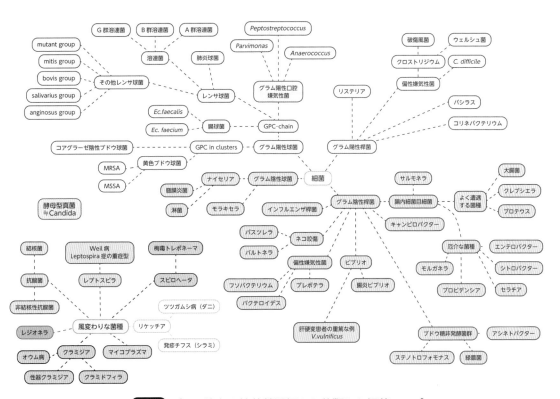

図2 グラム染色と抗菌薬選択から分類した細菌マップ

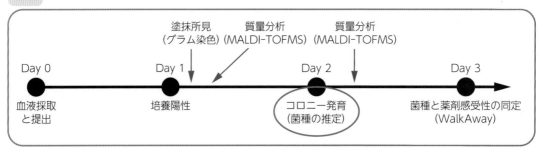

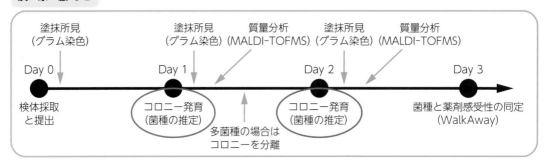

図3 検体提出後の診療の段取り
コロニーを確認するのが鍵！
（MALDI-TOFMS：マトリックス支援レーザー脱離イオン化飛行時間型質量分析法）

かもわからないのに，です．そこで，検体を提出した翌日（Day 1）以降の段取りが大切です．検査室ではすでに塗抹所見や培地上のコロニーなど有益な情報がわかっており，臨床経過に加え，初診の抗菌薬が適正かどうかの強力な判断材料になります．さらに言えば，仮に初診で完璧な抗菌薬を選べなかったとしても，1日ほど経過をみる猶予があれば，間違った治療を続けてしまうことを避けられます．

4) アンチバイオグラム

　想定される原因菌を絞れても，果たしてどの抗菌薬を選ぶべきか…大きな壁が立ちはだかりますよね．特にグラム陰性桿菌は地域ごと・施設ごとの薬剤感受性が多彩で，経年的にも変化しうるものです．日々，抗菌薬を処方するときには自身の施設のアンチバイオグラムを参照する習慣をもちましょう．覚えるものではありませんが，くり返し参照していくうちに，体感が醸成されて大まかなイメージを捉えやすくなります．ある施設のアンチバイオグラムを例示しますが（表1，2），緑膿菌（*Pseudomonas aeruginosa*）ではメロペネムの感受性も十分とは言い切れず，安心して漏れなくカバーしうる抗菌薬だというのは迷信です．

表1 腸内細菌目細菌のアンチバイオグラム（一例）

	セファゾリン	セファクロロール	アンピシリン/スルバクタム	セフメタゾール	セフトリアキソン	セフェピム	ゲンタマイシン
Escherichia coli	58	64	65	99	68	69	90
Klebsiella pneumoniae	84	88	81	98	89	89	96
Klebsiella oxytoca	7	88	77	98	94	97	99
Proteus mirabilis	76	85	93	100	86	86	90
Enterobacter cloacae complex	–	–	–	–	64	92	100
Enterobacter aerogenes	–	–	–	–	71	92	100
Citrobacter freundii complex	–	–	–	–	73	98	100
Citrobacter koseri	72	72	–	87	72	72	96
Serratia marcescens	–	–	–	–	–	99	97

□：遭遇頻度が高い菌種
赤字：感受性率が80%を超えており初期治療で信頼して選択できる薬剤
βラクタムを軸として，アミノグリコシドを併用する．

表2 ブドウ糖非発酵菌群のアンチバイオグラム（一例）

	ピペラシリン	セフタジジム	セフェピム	ゲンタマイシン	アミカシン	レボフロキサシン	メロペネム
Pseudomonas aeruginosa	83	91	88	78	97	88	85
Acinetobacter baumannii complex	65	78	83	78	91	78	91
Stenotrophomonas maltophilia	–	36	–	–	–	90	–

□：遭遇頻度が高い菌種
赤字：感受性率が80%を超えており初期治療で信頼して選択できる薬剤
βラクタムを軸として，アミノグリコシドを併用する．
アミノグリコシドの代わりに，フルオロキノロンも選択肢となる．
カルバペネムでさえ，単剤治療では安全性が担保されない．
必ず施設のアンチバイオグラムを確認して，薬剤感受性率に照らした薬剤選択を行う．

5）知識のありか

Johns Hopkins
ABX GUIDE

実地臨床ですぐ参照できるものとして，「Johns Hopkins ABX GUIDE」や「The SANFORD GUIDE」がオススメです．いずれも 3,500 円ほど費用はかかりますが，スマートフォンやタブレットのアプリもあり，オフライン環境でも要点へすみやかに到達できることが利点です．なお，The SANFORD GUIDE のポケットサイズ本は毎年改訂され，販売されています．

The SANFORD
GUIDE

3 そして，未来を創ろう

抗菌薬の適正使用と言うとき，広域抗菌薬の使用を避けることが至上命題のように扱われる場面も多く見受けられます．広域抗菌薬温存至上主義，と言ってもよいかもしれません．しかし，広域抗菌薬の投与は不適切なこともあるし，逆に適切なこともあるのです．そもそも広域かどうかというスペクトラムの話は相対的な捉え方に過ぎず，アンピシリンでもペニシリン G に比べれば広域ですし，セフォタキシムはそれよりさらに広域といえます．もちろん抗菌薬に強い・弱いはなく，そのスペクトラムと使い方に基づくポジショニングがあるだけです．日常診療の多くの場面でカルバペネムは要らないし，抗緑膿菌活性のある BLBLICs（βラクタム系とβラクタマーゼ阻害薬の合剤）はもっと不要です．ここで言う「要らない」は使う必要がないということではなく，よりよい選択肢があり，そのポジショニングが不明確なまま手を出すべきではないということです．そして，βラクタム系を主軸としてアミノグリコシドを併用する，といった選択肢をもっていることも大切です．それに関しては，他稿に詳細を譲ります．

おわりに

本稿の要点をまとめます．すべての患者さんで，いかなる場合であっても必ず，感染症診療のトライアングルを構築することが最優先事項です．そのうえで抗菌薬をどう選ぶか，どのような戦術を立てるかを考えていくプロセスが大切です．さらに，初診（Day 0）のその場限りの対応ではなく，上述のトライアングルを日々見直しながら，その翌日～翌々日と時間軸をもって診断と原因菌を詰める段取りも重要です．それには日頃からの検査室とのかかわり合いと，当該施設のアンチバイオグラムに照らした戦略が大きな要素を占めます．

■ 参考文献・もっと学びたい人のために

1）Johns Hopkins ABX GUIDE
　　https://www.hopkinsguides.com/hopkins/index/Johns_Hopkins_ABX_Guide/All_Topics/A
2）The Sanford Guide
　　https://www.sanfordguide.com/

3）「レジデントのための感染症診療マニュアル 第4版」（青木 眞／著），医学書院，2020

4）「抗菌薬の考え方，使い方 ver.5」（岩田健太郎／著），中外医学社，2022

5）「第3版 感染症診断に役立つグラム染色」（永田邦昭／著），シーニュ，2022

Profile

山口裕崇（Hirotaka Yamaguchi）

飯塚病院 総合診療科
総合内科専門医・感染症専門医
敗血症を中心に多様な重症病態を扱う Critical Care Team（重症診療班）で多くの戦友に恵まれ，いまだに失敗と反省の連続であるが，ともに学び合い教わり合うなかで感謝に堪えない日々を送る．複雑な事柄をいかに易しく，分解してわかりやすく伝えるか，その方式を開拓することがライフワークとなっている．さらに「結局のところ大切なのは人である」の観点に立脚し，若手医師の集団をチームとして協奏する高信頼性組織へと育むため，仕組み創りと組織運営に関して試行錯誤と探究を重ねる身でもある．

飯塚病院
総合診療科
ホームページ

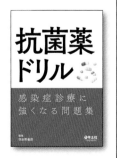

【各論】

細菌性髄膜炎
その薬だけやと足らへんで？

堀田亘馬

① 細菌性髄膜炎の治療薬をマスターしよう
　〜疑ったらまずはステロイド 0.15 mg/kg とセフトリアキソン 2 g 〜
② 細菌性髄膜炎を想起したときはタイムマネジメントが大事！

はじめに

　　救急外来で細菌性髄膜炎が鑑別にあがる状況は多いかもしれませんが，実際にそれとして検査や治療を行うとなれば意外と迷うことが多いのではないでしょうか．本稿では研修医が迷いやすいことを中心に，細菌性髄膜炎の初動や薬剤などファーストタッチについて勉強していきましょう．

> ### 症例
>
> 　55歳男性．30歳のときに交通事故で脾臓を摘出している．
> 　来院当日の朝起床時，頭痛と発熱が出現した．昼に倒れて意識がないところを家族が発見し，当院救急搬送．
> 　身長 170 cm，体重 63 kg．来院時 JCS Ⅲ-100，血圧 80/40 mmHg，心拍数 125 回/分，呼吸数 40 回/分，体温 39.5 ℃，SpO_2 は救急隊接触時 89 ％で，来院時は 95 ％（マスク 3 L）．
> 　瞳孔は 3 mm/3 mm，対光反射＋/＋．身体所見上はほかに大きな異常所見なし．
> 　まずは生理食塩水の全開投与を行い，敗血症に準じた治療とともに，細菌性髄膜炎を念頭においた治療を開始することにした．検査や治療は，何をどの順番で行ったらよいのだろうか？

1 細菌性髄膜炎の診断

　細菌性髄膜炎を疑う症状はどのようなものがあるのでしょうか？ いわゆる古典的3徴は発熱（74％），項部硬直（74％），意識障害（71％）とされていますが，実際にその3徴が揃うのは約46％程度とされています[1]．ほかの頻度の高い症状として頭痛（83％）や嘔気（62％）もあげられます[2]．また身体所見では，髄膜刺激徴候の感度はKernig徴候で5％，Brudzinski徴候で5％，項部硬直で30％[3]とされているほか，Jolt accentuationは報告によって感度・特異度が異なり，除外するにも必ずしも有用とはいえません．

　診断のゴールドスタンダードはやはり髄液検査・培養です．前述の細菌性髄膜炎による症状のなかでも**特に発熱，意識障害，頭痛がある場合，またそれらが急激に増悪する場合はさらに検査の閾値を下げるべきでしょう．**髄液検査は感度は高くないですが迅速かつ特異度が高く，有用なツールです．髄液圧上昇や白血球上昇（特に＞500/μL）・白血球分画（多核球優位），蛋白上昇，髄液糖低下（髄液糖/血糖＜0.2～0.4）といった所見は有用ですが，実際には判断に迷う場面も多いです．なお，髄液乳酸に関しては4.2 mmol/Lをカットオフとしたときに感度96％，特異度100％とする報告もあります[4]が，一般的には特異度はさほど高くないとされており，解釈には注意が必要です．身体所見やほかの検査所見を含めて総合的に判断するようにしましょう．

2 細菌性髄膜炎を疑った場合の優先順位の原則

　特に細菌性髄膜炎を疑う場合は，腰椎穿刺を血液培養2セットと同様迅速に行うべきでしょう．しかしながら，患者さんの状態によっては腰椎穿刺に手間取っていると致命的になることがあります．限られた時間のなかで，優先順位をつけながらテキパキ初療を行うために押さえておきたいポイントをいくつか紹介します．

1）培養と抗菌薬の優先順位

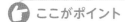 **ここがポイント**

> 敗血症ショックなどで時間の猶予がない場合は，血液培養（±尿培養）を採取したら，次に抗菌薬を投与すべし！ 腰椎穿刺（髄液検査）より優先させる！

　各種培養を採取してから抗菌薬，が感染症治療の基本ではありますが，細菌性髄膜炎の場合は治療の遅れにより死亡率が上昇するため，少なくとも血液培養を採取した後であれば抗菌薬投与を開始してよい，とされています．その後の髄液検査には抗菌薬投与は影響せず，白血球の上昇や糖の低下，蛋白の上昇，などが診断の参考になるからです．

表1 細菌性髄膜炎を疑っていても頭部CTを撮像すべき症状・既往

症状・既往	詳細
免疫不全	HIV感染, 免疫抑制薬使用, 移植後
中枢神経疾患の既往	腫瘍, 脳卒中, 感染
神経所見	瞳孔散大, 対光反射なし, 眼球運動障害, 視野障害, 片麻痺, 1週間以内の痙攣

文献4を参考に作成.

2) 画像検索

　細菌性髄膜炎を疑ったときは, 意識障害を呈している場合が多く頭蓋内疾患の検索として頭部CTを撮像する状況は多いですが, 腰椎穿刺前のCT撮像により治療が遅れることで予後が悪化するという報告もある[5]ため, すべての患者さんに対してルーチンで撮像するべきではなく適応を考えるようにしましょう. 表1で示した症状や既往があれば脳ヘルニアをきたす恐れがあるので腰椎穿刺に先行して頭部CTの撮像を検討しましょう. 表1にあてはまらなければ, 特に抗菌薬投与を急ぐ場面であれば頭部CTの優先順位は下がります.

 ここがポイント
　　腰椎穿刺前に頭部CTが必要な状況を押さえておく！

3) 抗菌薬：感染症診療のトライアングルを考える

　さていよいよ, 投与する抗菌薬を考えていきます. ここでも, 基本に忠実に, 感染症診療のトライアングルを考えたうえで抗菌薬を選択していきます.

> ① 一刻の猶予もなくempiric therapyを始めないといけないとき
> ② 髄液所見を確認してからempiric therapyを行うとき

に分けて考えましょう.

❶ 一刻の猶予もなくempiric therapyを始めないといけないとき

　❶は, ショックバイタル, 特に敗血症性ショックの病態が予想されるような場合があてはまるでしょう. 年齢や免疫不全の有無などによってempiric therapyを決定します.
　2歳以上では, 肺炎球菌や髄膜炎菌の頻度が多くなります. さらに50歳を超える場合では, それらに加えて大腸菌やクレブシエラ属といった好気性グラム陰性桿菌, 細胞性免疫の低下によるリステリアの頻度も増加してきます. 特にリステリアに関しては, 50歳以下であってもほかの細胞性免疫低下をきたすような状態（脾臓摘出術後, アルコール中毒, HIV, 糖尿病, 悪性腫瘍, 免疫抑制薬の使用など）でもリスクとされるため, 注意が必要です. ほかには, 脳神経外科術後や脳脊髄液シャントの有無などによっても想定される原因菌は変わってきますが, ここでは割愛します. おおまかに年齢や免疫不全の有無によってempiric therapyを分けるイメージをもっておいてよいと思います（表2）.

表2 細菌性髄膜炎の empiric therapy

年齢	想定すべき細菌群	empiric therapy （初期投与量）
2〜50歳	・肺炎球菌 ・髄膜炎菌	セフトリアキソン（2 g） ＋バンコマイシン（30 mg/kg）
＞50歳 細胞性免疫低下	・肺炎球菌 ・髄膜炎菌 ・リステリア ・好気性グラム陰性桿菌（特に大腸菌，クレブシエラ属）	セフトリアキソン（2 g） ＋バンコマイシン（30 mg/kg） ＋アンピシリン（2 g）

文献4を参考に作成.

・原因菌を考えて抗菌薬を選ぶ

　肺炎球菌に対して大概はセフトリアキソンでカバーできますが，ペニシリン耐性肺炎球菌（penicillin-resistant Streptococcus pneumoniae：PRSP）に関してはセフトリアキソンに対する感受性が低下しているため，バンコマイシンの投与が必要となります．またアンピシリンは，リステリアに対して使用します．

　実際の投与では，デキサメタゾン（後ほど解説します）やβラクタム系抗菌薬（セフトリアキソン，アンピシリン）はワンショットでの静注投与が可能ですが，アレルギーを考慮して生理食塩水50 mLに溶解してボーラス投与，が現実的でしょう．

　またバンコマイシンに関しては，現在のところはトラフ値15〜20 μg/mLを目標に維持するべきとされているため，初期投与量に関しては型通り（25〜）30 mg/kgの負荷投与をするのが望ましいと思われます（レッドマン症候群※の予防のため，1 gに対して1時間以上かけて投与してください）．

処方例
【2〜50歳で細胞性免疫低下がない場合】
1. セフトリアキソン（ロセフィン®）1回2 g＋生理食塩水50 mLをボーラス投与
2. バンコマイシン1回30 mg/kg＋生理食塩水100 mLを1 g/1時間を超えないペースで投与

【50歳を超えるもしくは細胞性免疫低下の患者さんの場合】
上記レジメンに加えて
・アンピシリン1回2 g＋生理食塩水50 mLをボーラス投与
（アンピシリンとバンコマイシンは，以降で解説するグラム染色に応じて優先度を決定）

❷ 髄液所見を確認してから empiric therapy を行うとき

　一方❷の場合は，より髄液のグラム染色が大事になります（もちろん，❶の場合であっても原因菌を想定するためにとても重要です）．細菌性髄膜炎の原因菌として頻度の多いも

※ レッドマン症候群という呼称については，近年，人種差別問題の観点から "infusion reaction" などへの用語の置き換えが検討されています[7].

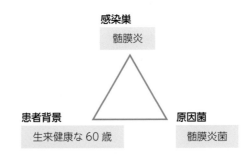

感染巣
髄膜炎

患者背景
生来健康な60歳

原因菌
髄膜炎菌

図1 細菌性髄膜炎の感染症診療のトライアングル

のは上記の通りある程度決まっているということもあり，市中発症の細菌性髄膜炎ではグラム染色により原因菌が60〜90％は同定可能で，特異度は97％とされています[6]．グラム染色により想定される菌をターゲットとした抗菌薬から開始したうえでの，empiric therapyが望ましいでしょう．

・原因菌を考えて抗菌薬を選ぶ

つまり，グラム染色でグラム陽性双球菌を認めれば，肺炎球菌を想定してセフトリアキソン2g，続いてバンコマイシン30 mg/kgの投与が望ましいです．頻度は少ないですが，グラム陰性桿菌であればセフトリアキソン2g（もしくは市中発症であればさらに稀ですが，ESBL（extended-spectrum β-lactamase：基質特異性拡張型βラクタマーゼ）産生菌を考慮するならメロペネム2g，緑膿菌を考慮するならセフェピム2gも検討しなければいけません）から投与を始めましょう．グラム陽性桿菌であればリステリアを考慮してアンピシリン2gから投与を始めます．

> **処方例**
> ・メロペネム（メロペン®）　1回2g＋生理食塩水50 mLをボーラス投与
> ・セフェピム（マキシピーム®）　1回2g＋生理食塩水50 mLをボーラス投与

例えば，典型的な感染症診療のトライアングルは図1のようになります．

4）ステロイド

 ここがポイント
> 抗菌薬投与前のステロイドを忘れない！

肺炎球菌性髄膜炎に限って，初回抗菌薬投与開始10〜20分前あるいは同時にデキサメタゾン0.15 mg/kgを開始することで予後の改善につながります．もちろんempiric therapyとして治療する段階では肺炎球菌性髄膜炎かどうかはわかりませんが，細菌性髄膜炎として治療するのであれば投与するようにしましょう．

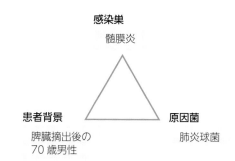

図2：本症例の感染症診療のトライアングル

処方例

初回抗菌薬投与前に

・デキサメタゾン（デカドロン®）1回0.15 mg/kg＋生理食塩水50 mLをボーラス投与

症例のつづき

　生理食塩水2,000 mL（30 mL/kg）をボーラス投与後，ノルアドレナリンでの昇圧を開始した．同時に，血液培養，尿培養を迅速に採取し，頭部CTは行わずに先に抗菌薬投与を開始．脾臓摘出後であることに加え肺炎球菌ワクチンは未接種であることが判明．経過が急激であったため侵襲性肺炎球菌感染症による細菌性髄膜炎の可能性が高いと判断し，デキサメタゾン0.15 mg/kg（9.9 mg）と同時にセフトリアキソン30 mg/kg（2 g），その後バンコマイシン2 gを順次投与した．抗菌薬投与と同時に腰椎穿刺を行い，細胞数上昇，蛋白上昇，糖低下を認めた．グラム染色ではグラム陽性双球菌を認め，やはり肺炎球菌が想定された．抗菌薬投与を開始しバイタルサインが安定した後，意識障害としての頭蓋内疾患の除外目的に頭部CTを撮像し異常所見は認めなかった．入院のうえ加療を継続した．

　この症例での感染症診療のトライアングルは図2のようになります．

■ おわりに

　細菌性髄膜炎は，鑑別にあがることはあっても実際それとして診療する場合，特に一刻の猶予もない場合は意外と薬剤選択やタイムマネジメントが難しいかもしれません．この機会にしっかり復習しておきましょう．

■ 引用文献

1 ）Attia J, et al：The rational clinical examination. Does this adult patient have acute meningitis? JAMA, 282：175-181, 1999（PMID：10411200）

2 ）「Mandell, Douglas, & Bennett's Principles & Practice of Infectious Diseases, 9th edition」（Bennett J, et al, eds), Elsevier, 2019

3 ）「シュロスバーグの臨床感染症学」（岩田健太郎／監訳），メディカル・サイエンス・インターナショナル，2018

4）Tunkel AR, et al：Practice guidelines for the management of bacterial meningitis. Clin Infect Dis, 39：1267-1284, 2004（PMID：15494903）

5）Glimåker M, et al：Lumbar Puncture Performed Promptly or After Neuroimaging in Acute Bacterial Meningitis in Adults：A Prospective National Cohort Study Evaluating Different Guidelines. Clin Infect Dis, 66：321-328, 2018（PMID：29020334）

6）「Bacterial Meningitis」（Tunkel AR, ed）, Lippincott Williams & Wilkins, 2001

7）Alvarez-Arango S, et al：Vancomycin Infusion Reaction‐Moving beyond "Red Man Syndrome". N Engl J Med, 384：1283-1286, 2021（PMID：33830710）

Profile

堀田亘馬（Koma Hotta）

洛和会音羽病院 感染症科，内科専門医
京都府立医科大学卒業，飯塚病院で初期研修，総合診療科で専攻医を修了．2020年度同科チーフレジデント．2021年高槻病院総合内科，2022年4月洛和会音羽病院総合内科，同年10月より現職．2020年7月より米国内科学会日本支部Resident-Fellow Committee委員長を務めており，「若手で内科を盛り上げる」べく勉強会などを企画しています．

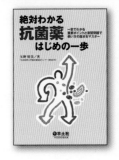

【各論】

呼吸器感染症

見えないからって あきらめちゃダメだ あきらめちゃダメだ
あきらめちゃダメだ…

戸髙貴文

① 急性気道感染症は，原則として抗菌薬投与不要である

② 咽頭痛が主症状の感染症には生命の危機に直結する病態があり，注意を要する

③ 細菌性肺炎の原因菌の想定に，患者背景，病歴が重要である

④ 即座にグラム染色が実施できない重症の市中肺炎は，特に肺炎球菌，レジオネラ・
ニューモフィラを想定した抗菌薬を選択する

はじめに

　　呼吸器感染症は，日常診療で遭遇することの多い感染症です．救急診療の基本である
ABCDアプローチのうち，特にA（airway：気道）とB（breathing：呼吸）に密にかかわ
る感染症であるため，初期対応に問題があると気管挿管・人工呼吸器管理が必要となった
り，命を落としかねません．本稿では，筆者が実際に経験した症例を提示し，解説します．

1 急性咽頭炎

症例1

　18歳女性．受診3日前に両前頸部の腫れに気づき，近医受診．血液検査を行ったが大きな異
常はなく，抗菌薬（詳細不明），鎮痛薬を処方された．その後，発熱と咽頭痛が出現し，症状が
改善しないため，当院受診となった．受診1カ月前から交際相手がいるとのこと．
来院時のバイタルサイン：血圧114/69 mmHg，心拍数114回/分，体温36.9℃，SpO2
　98％（室内気），呼吸回数 20回/分以下．
身体所見：両扁桃腫大および白苔付着（図1），圧痛を伴う両前頸部のリンパ節腫脹を認めた．

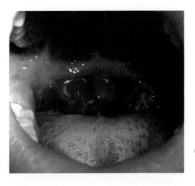

図1 症例1：来院時咽頭所見
白苔を伴う両扁桃腫大を認める.

　　症例1は，受診前に近医で急性咽頭炎が疑われ，何らかの抗菌薬が処方されました．急性咽頭炎を疑ったとき，どのような症状，身体所見，検査所見に注意すればよいでしょうか.

1) 原因微生物

　　急性咽頭炎を含む急性気道感染症では，原因微生物の大多数がウイルスです．そのため急性咽頭炎では原則，抗菌薬投与が不要となります．細菌性で治療が必要なのは，*Streptococcus pyogenes*〔A群溶血性レンサ球菌（Group A streptococcus：GAS）〕が原因菌と考えられる症例です．中耳炎や扁桃周囲膿瘍，壊死性筋膜炎などの感染性合併症，急性リウマチ熱（関節炎，心炎，舞踏病，皮下結節など）や感染後糸球体腎炎などの非感染性合併症を併発することがあり，特に中耳炎や扁桃周囲膿瘍，急性リウマチ熱の予防のため，抗菌薬治療を実施します（その他の合併症は，抗菌薬による予防効果に関して十分に研究されていません）[1].

2) 症状，身体所見

　　咽頭痛が主な症状です．ウイルス性なのかGASによる咽頭炎なのかを症状，身体所見で判断するのは非常に困難です．Centor基準（発熱，咳の有無，圧痛を伴う前頸部リンパ節腫脹，白苔を伴う扁桃腺炎）や，Mclssac基準[2]（Centor基準に年齢補正を追加したもの）といったGASによる咽頭炎の可能性を判断する基準がありますが，後述する伝染性単核球症症例に実施すると高点になってしまうことがあり，鑑別は困難です．ただし，GASによる咽頭炎は前頸部のリンパ節腫脹，伝染性単核球症は耳介後部や後頸部のリンパ節腫脹および脾腫が比較的特異性の高い所見といわれており[3]，参考にしてよいでしょう.

3) 検査

症例1のつづき

　GASの迅速抗原検査は陰性であった．血液検査を実施したところ，白血球10,370/μL（Eosino 1 %，Stab 1 %，Seg 25 %，Lymph 65 %，Mono 5 %，Atypical Lymph 3 %），T-bil 0.3 mg/dL，AST 427 U/L，ALT 479 U/L，γ-GTP 166 U/Lであった.

GASの迅速抗原検査は，保菌状態を反映する可能性がありますが，Centor基準やMclssac基準で高点，GAS咽頭炎患者との接触歴があれば陰性でも治療対象としてよいでしょう．

症例1はGASの迅速抗原検査が陰性であったため，次に伝染性単核球症の可能性を考え血液検査を実施し，リンパ球分画高値，異型リンパ球（Atypical Lymph）の出現，肝酵素の上昇を認めました．

4）伝染性単核球症

Epstein-Barr virus（EBV）感染により発症する発熱，扁桃咽頭炎，リンパ節腫脹を主な臨床症状とする感染症です．脾腫（脾破裂を起こすことも），斑状丘疹を認めることもあります．大多数が幼児期に罹患しますが，無症状であることが多く，臨床症状を伴う割合は思春期から成人にかけて上昇します．感染後，長期間唾液中にEBVが排出され，中咽頭に存在することが知られており，別名 "Kissing disease" ともいわれています（**症例1**のように，最近交際相手ができたといった情報は有用です）．同様の臨床症状を引き起こすウイルスとしてサイトメガロウイルス，human immunodeficiency virus（ヒト免疫不全ウイルス：HIV）があり，特に**急性HIV感染症（HIV感染初期）は伝染性単核球症の症状に類似しており，注意が必要です**[4]．

リンパ球の増加（4,500/μL以上もしくは末梢塗抹標本で分画50％以上），異型リンパ球の増加，ASTやALTなどのトランスアミナーゼの著明な上昇が診断の補助（細菌性咽頭炎との鑑別）となります．抗体検査としては，VCA（virus capsid antigen）-IgMは症状出現時に上昇し，約3カ月後に低下します．EBNA（EBV nuclear antigen）-IgGは症状出現後6〜12週で上昇し，生涯低下せず高値となります．よって，VCA-IgM抗体の上昇とEBNA-IgG抗体の非上昇が確認できれば伝染性単核球症と診断可能です．

症例1は，受診時に提出したVCA-IgM 22.9（基準値0〜0.4），EBNA-IgG（ELISA）0.2（基準値0〜0.4）であったため，EBV初感染による伝染性単核球症と診断しました．

5）感染症診療のトライアングルを考える

症例1の感染症診療のトライアングルは図2のようになります．

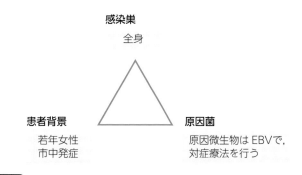

感染巣
全身

患者背景
若年女性
市中発症

原因菌
原因微生物はEBVで，
対症療法を行う

図2 症例1（伝染性単核球症）の感染症診療のトライアングル

6) 原因菌を考えて抗菌薬を選ぶ

❶ EBVには対症療法

　　EBVに対する有効な抗ウイルス薬はありません．発熱，痛みなどといった症状の緩和のため，アセトアミノフェン，非ステロイド性抗炎症薬を処方しましょう．楽になった，ととても感謝されます．

　　一方，伝染性単核球症患者にペニシリンを投与すると皮疹が出現することは，よく知られています．伝染性単核球症を強く疑う患者さんに安易に処方しないようにしましょう．

 ここがピットフォール

　　伝染性単核球症に対してペニシリンの投与は禁忌！

❷ GASによる咽頭炎の抗菌薬

　　GASによる咽頭炎の抗菌薬の処方例もあげておきます．

　　実臨床でGASのペニシリン耐性が問題になることはありません．狭いスペクトラム，高い有効性，高いバイオアベイラビリティ（服用した薬剤が全身循環に到達する指標）を考えペニシリン系の内服薬を選択します．発熱，咽頭痛などの症状があり，かつGASの迅速抗原検査が陽性である患者さんに抗菌薬の投与を推奨します[5]．ペニシリンアレルギーの患者さんにはクリンダマイシンを処方します．

処方例

アモキシシリン（商品名：パセトシン®）　1回500 mg　1日2回（朝夕食後）10日間
・投与法：内服
・注意事項：伝染性単核球症に対しては禁忌

処方例

クリンダマイシン（商品名：ダラシン®）　1回300 mg　1日3回（朝昼夕食後）10日間
・投与法：内服
・注意事項：副作用として胃腸症状（腹痛や下痢など）がほかの抗菌薬と比べて多い

　　前述の通り，急性気道感染症（感冒，急性副鼻腔炎，急性咽頭炎，急性気管支炎）は，原因となる微生物がライノウイルスやコロナウイルスといったウイルスであることが大多数であり，細菌が関与することが少ないため[6]，原則として抗菌薬不要です．しかし，咽頭痛が主症状である感染症には，急性喉頭蓋炎，扁桃周囲膿瘍，咽後膿瘍，Ludwig's angina（口腔底蜂窩織炎），Lemierre症候群（咽喉頭領域の先行感染後に起こる内頸静脈の血栓性静脈炎，全身性の敗血症性塞栓症）など，命にかかわる危険なものがあります．人生最悪の咽頭痛，開口障害，唾が飲み込めない，吸気性喘鳴（stridor）などがあれば，これらの感染症を疑い，緊急気道確保に備え応援を呼び，複数のスタッフで対応しましょう．

> ### 🕐 ここがポイント
> 急性気道感染症は，原則として抗菌薬投与不要！

> ### 🕐 ここがピットフォール
> 人生最悪の咽頭痛，開口障害，唾が飲み込めない，吸気性喘鳴（stridor）は気道閉塞の可能性のある危険な徴候！　緊急気道確保の準備を！

2 細菌性肺炎（市中発症）

症例2

　58歳男性．2型糖尿病（HbA1c 7.0％）の既往があり当院通院中．受診当日からの悪寒を伴う発熱が出現し，40℃まで上昇したため同日当院時間外外来を受診．嘔吐があり，腸音が亢進していたことから急性腸炎が疑われ対症療法，帰宅となった．帰宅後も発熱が持続し，湿性咳嗽と右胸部痛が出現したため，翌日早朝再受診・入院となった．

生活歴：よく大衆浴場を利用する（直近だと2週間前）．受診2，3日前にヘドロの溜まった汚い池に足をつけた．周囲に気道症状，消化器症状のある人はいなかった．喫煙歴：1日40本×40年間．職業：大工．肺炎球菌ワクチンの接種歴はない．

受診時バイタルサイン：GCS E3V5M6，血圧119/74 mmHg，心拍数127回/分，体温38.8℃，SpO2 93％（室内気），呼吸数24回/分．

身体所見：右前胸部でcoarse cracklesを聴取した．胸部X線（図3A），胸部CT（図3B）を実施し，肺炎と診断した．

A）胸部X線写真

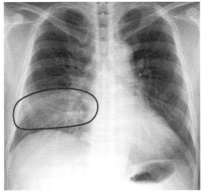

B）胸部CT

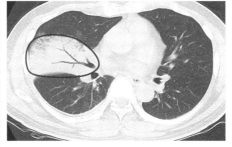

図3 症例2：入院時の画像所見
気管支透亮像（air bronchogram）を伴う浸潤影を認める．

　症例2は市中発症の肺炎（COVID-19流行前）です．抗菌薬は何を選択すればよいでしょうか．

1）原因菌

Streptococcus pneumoniae（肺炎球菌：最も多い），*Haemophilus influenzae*（インフルエンザ菌），*Moraxella catarrhalis*（モラクセラ・カタラーリス）などが主な原因菌です．βラクタム系抗菌薬に対する自然耐性，グラム染色で染まらない，通常細菌で使用する培地で培養できないといった特徴から『非定型細菌（atypical bacteria)』と呼ばれる *Legionella pneumophila*（レジオネラ・ニューモフィラ），*Mycoplasma pneumoniae*（肺炎マイコプラズマ），*Chlamydia pneumoniae*（肺炎クラミジア）なども忘れてはならない原因菌です．

2）原因菌の推定に有用な情報（病歴，所見）

上述した市中肺炎の原因菌で，初診時に確認できる有用な病歴，検査所見があるものを以下にあげます．

- *S. pneumoniae*（肺炎球菌性肺炎）：尿中肺炎球菌莢膜抗原検査
- *L. pneumophila*（レジオネラ肺炎）：消化器症状（嘔気，嘔吐，下痢），*L. pneumophila*に汚染された水/土壌への曝露（集団発生の可能性），尿中レジオネラ抗原検査，低ナトリウム血症
- *M. pneumoniae*（マイコプラズマ肺炎）：長引く咳嗽（発症当初は乾性だが，時間が経つと湿性になる），集団発生（家庭内，学校）

これらの情報が聴取できれば，ある程度原因菌を絞り込むことができます．それでは，**症例2**を振り返ってポイントをまとめてみましょう．

- ① 2，3日前に汚い池に足をつけた
- ② 消化器症状あり
- ③ 周囲に同様の症状なし

これらの情報からは，レジオネラ肺炎が鑑別にあがります．

 ここがポイント

細菌性肺炎の原因菌の推定に患者背景，病歴が重要！

3）感染症診療のトライアングルを考える

症例2の感染症診療のトライアングルは図4のようになります．

肺野の病変が広範囲であり，肺炎球菌性肺炎も否定できません．

感染巣
肺

患者背景
重喫煙者，2型糖尿病の
中年男性．市中発症

原因菌
重症肺炎であり，原因菌として，
S. pneumoniae，*L. pneumophila* を想定して
セフトリアキソン，アジスロマイシンを選択する

図4 症例2（細菌性肺炎）の感染症診療のトライアングル

4）原因菌を考えて抗菌薬を選ぶ

　最近はCOVID-19流行のため，気軽にグラム染色を行うことが難しくなってしまいました．**症例2**のような状況で，グラム染色を早急に実施できなかったりバイタルサインが不安定であれば，肺炎球菌性肺炎，レジオネラ肺炎を想定した抗菌薬を選択しましょう．本稿では，セフトリアキソン（*S. pneumoniae* を標的とした抗菌薬）と，アジスロマイシン（*L. pneumophila* を標的とした抗菌薬）を推奨薬としました．どちらも**腎機能に応じた用量調整が不要で**，急性腎障害を合併することの多い重症患者に使用しやすい薬剤です．筆者は，集中治療室での管理が必要で，かつ原因菌不明の市中発症の重症肺炎に対しては，最低3日間2剤を併用しています．アジスロマイシンは経口薬もありますが，入院を要する患者さんには点滴静注薬を選択するのがよいでしょう．

　処方例
　セフトリアキソン（商品名：ロセフィン®）　1回2g　1日1回　7〜14日間
　・投与法：点滴静注　30分以上かけて投与
　・溶解法：生理食塩水もしくは5％ブドウ糖液100 mLに溶解（心不全などの既往や高齢
　　者で水分負荷を避けたい場合は50 mLに溶解）
　・注意事項：胆泥，胆石形成による胆嚢炎，胆管炎，膵炎を発症することがあり，発熱，
　　腹痛，肝機能障害などに注意する

　処方例
　アジスロマイシン（商品名：ジスロマック®）　1回500 mg　1日1回3日間（レジオネ
　ラ肺炎の場合は最低5日，重症であれば7〜10日間）
　・投与法：点滴静注　2時間かけて投与
　・溶解法：生理食塩水もしくは5％ブドウ糖液500 mLに溶解（心不全などの既往や高齢
　　者で水分負荷を避けたい場合は250 mLに溶解）
　・注意事項：心疾患のある患者さんでQT延長，Torsade de pointes，心室性不整脈が
　　出現する可能性があり，基礎疾患の多い高齢者への投与には注意が必要である

毎日の診察はもちろんですが，定期的に血液検査を実施して副作用出現の有無を確認します．アジスロマイシンは投与中（特に初回投与時）に心電図のモニタリングを行いましょう．

 ここがピットフォール
....
セフトリアキソン，アジスロマイシンの副作用に注意！

症例2のつづき

尿中肺炎球菌莢膜抗原陽性，尿中レジオネラ抗原陰性であった．入院時（治療開始前）の喀痰グラム染色所見（図5A）も加味し，肺炎球菌性肺炎を疑った．セフトリアキソン2 g/日（点滴静注）およびアジスロマイシン500 mg/日（点滴静注）を開始した．治療開始して1日目，入院時に採取した血液培養よりグラム陽性球菌が検出された．同日抗菌薬をペニシリンG 1,800万単位/日（持続静注投与）へ変更した．喀痰・血液培養から検出された菌は *S. pneumoniae* と同定された．菌血症を合併していたが，治療開始後の経過は非常に良好であったため，4日目に自宅退院となった．

退院後はアモキシシリン1,500 mg/日（内服）で治療を行った．9日目の外来受診に血液検査，胸部X線写真を撮影したが，大きな問題はなかった．合計治療期間を14日とし，肺炎球菌ワクチンの接種歴がなかったことから外来主治医に沈降13価肺炎球菌結合型ワクチン（プレベナー13®）の接種を依頼し，フォローアップを終了した．

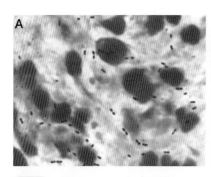 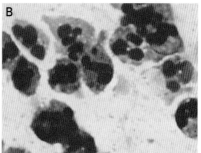

図5 症例2：喀痰グラム染色（×1,000倍）
A）治療開始前．グラム陽性双球菌を認める．B）治療2日目．菌がほぼ消失している．

症例2は，病歴からはレジオネラ肺炎を強く疑っていたのですが，尿中抗原とグラム染色所見から肺炎球菌性肺炎の可能性が高くなり，結局血液培養が陽性となったため肺炎球菌性肺炎と最終診断しました．

全身状態やバイタルサイン，必要な輸液量の減少，ノルアドレナリンといった昇圧薬の減量などで治療経過がよいか判断できます．また，毎日のようにグラム染色所見（図5），喀痰の性状（図6）を確認できるとベストですが，喀痰の量が減ってきたか，色が薄くなっているかを患者さんに聞いてみるのも治療効果の判定によいと思います．

また，漫然と抗菌薬を続けるのではなく，喀痰・血液培養の結果が揃ったら，抗菌薬の狭域化（de-escalation）が可能か検討してください．

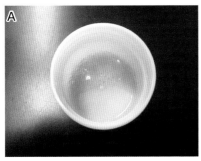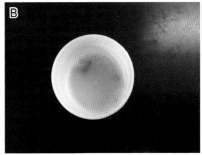

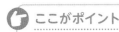 症例2：喀痰の性状

A）治療開始前．B）治療2日目．白色，透明部の割合が増えている．

> **ここがポイント**
>
> 培養結果が揃ったら，抗菌薬の狭域化（de-escalation）を検討！

おわりに

　本稿では，2症例を提示し，呼吸器感染症について解説しました．検査結果のみに頼らず，病歴，患者背景，身体所見などの把握に努めましょう．治療開始後は，バイタルサインや身体所見の変化に目を光らせ，治療経過が良好なのか日々評価しましょう．

引用文献

1 ）Shulman ST, et al：Clinical practice guideline for the diagnosis and management of group A streptococcal pharyngitis：2012 update by the Infectious Diseases Society of America. Clin Infect Dis, 55：e86-102, 2012（PMID：22965026）
　↑米国感染症学会のGAS咽頭炎の診断とマネジメントのガイドライン．

2 ）McIsaac WJ, et al：Empirical validation of guidelines for the management of pharyngitis in children and adults. JAMA, 291：1587-1595, 2004（PMID：15069046）
　↑McIssac基準の提案と評価．

3 ）Ebell MH, et al：Does This Patient Have Infectious Mononucleosis?：The Rational Clinical Examination Systematic Review. JAMA, 315：1502-1509, 2016（PMID：27115266）
　↑伝染性単核球症の診断のための臨床所見に関するシステマティックレビュー．

4 ）Braun DL, et al：Frequency and Spectrum of Unexpected Clinical Manifestations of Primary HIV-1 Infection. Clin Infect Dis, 61：1013-1021, 2015（PMID：25991469）
　↑急性HIV感染症の臨床症状の観察研究．

5 ）Harris AM, et al：Appropriate Antibiotic Use for Acute Respiratory Tract Infection in Adults：Advice for High-Value Care From the American College of Physicians and the Centers for Disease Control and Prevention. Ann Intern Med, 164：425-434, 2016（PMID：26785402）
　↑米国内科学会および米国疾病管理予防センターの急性呼吸器感染症に対する抗菌薬適正使用指針．

6 ）Clark TW, et al：Adults hospitalised with acute respiratory illness rarely have detectable bacteria in the absence of COPD or pneumonia; viral infection predominates in a large prospective UK sample. J Infect, 69：507-515, 2014（PMID：25108123）
　↑急性呼吸器疾患で入院となった成人男性から検出されたのはほとんどがウイルスであったという前向きランダム化比較試験．

■ 参考文献・もっと学びたい人のために

1）「誰も教えてくれなかった『風邪』の診かた 感染症診療12の戦略 第2版」（岸田直樹／著），医学書院，2019
　　↑イラストが多く初学者でもわかりやすい本です．指導医レベルの先生が読んでも非常に勉強になります．危険な疾患やピットフォールについても触れており，必読です．

2）「かぜ診療マニュアル 第3版」（山本舜悟／編著），日本医事新報社，2019
　　↑成人と小児，症状ごとにきれいにまとめられています．『時間がない人へのまとめ』が本当にシンプルにまとまっています．必読です．

3）厚生労働省健康局結核感染症課：抗微生物薬適正使用の手引き 第二版．2019
　　https://www.mhlw.go.jp/content/10900000/000573655.pdf
　　↑厚生労働省が発行した，忖度なしの渾身のマニュアル．ダイジェスト版もあります．各疾患の項目の最後に記載のある『患者への説明例』が大変参考になります．これも必読です．

Profile

戸髙貴文（Takafumi Todaka）

敬愛会 中頭病院 集中治療科（2023年4月より飯塚病院 総合診療科）
総合内科専門医，感染症専門医，集中治療専門医
医学生時代の離島実習先で，何でもできるスーパードクターをみて，「こんな先生になりたい！」と思い，沖縄県で医師人生をスタートしました．これまで内科全般，感染症，集中治療を学びました．『自分自身が診てもらいたいと思える医師』をめざし，『科学的根拠に基づいた世界標準の医療』の実施を常日頃心がけています．

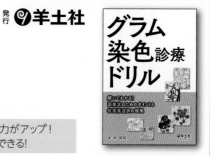

【各論】

消化器感染症

常にアンピシリン/スルバクタムが正解じゃないってワケよ

岩佐和樹

① 胆嚢炎は外科コンサルトを原則として，経皮経肝胆嚢ドレナージも代替手段とする

② 胆管炎は内視鏡医コンサルトを原則として，ERCPによるドレナージも選択肢となりうる

③ 抗菌薬治療はグラム陰性桿菌である腸内細菌目細菌へのスペクトラムに焦点をあてて選択する

■ はじめに

　急性胆嚢炎や胆管炎，憩室炎などの消化器感染症は，日頃の一般外来や救急外来でよく出会う疾患です．その際，初期治療としての抗菌薬選択に悩む場面が多いのではないかと思います．施設ごとの使い勝手なども考えつつ，何かとアンピシリン/スルバクタムで治療を開始することが多いかもしれませんが，いつもその対応でよいのでしょうか？ 本稿では，日常臨床でよく遭遇する消化器感染症（急性胆嚢炎，急性胆管炎，憩室炎）に対するマネジメント，およびアンピシリン/スルバクタム以外にも使える抗菌薬について解説します．

1 胆道系感染症

　急性胆嚢炎と急性胆管炎は抗菌薬に加えて，手術やドレナージを含めた適切なソースコントロールを行うことが最も重要です．また胆道系感染症は世界的に耐性菌の出現が問題になっており，抗菌薬の選択には注意が必要です．診療の際には，Tokyo Guidelines 2018（以下，TG18）を参考にしてください[1].

1）疾患の総論

　急性胆嚢炎は胆嚢結石がその原因の9割を占め，外科的治療（胆嚢摘出術）が治療の基本です．TG18の診断基準に照らし合わせて診断・重症度評価を行い（**表1**），ドレナージ〔経皮経肝胆嚢ドレナージ（percutaneous transhepatic gallbladder drainage：PTGBD）〕または外科的治療の適応について専門診療科にコンサルトします．

　急性胆管炎については，容易に敗血症性ショックに至る重篤な疾患であり，こちらは内視鏡的逆行性胆道膵管造影（endoscopic retrograde cholangiopancreatography：ERCP）によるドレナージが最も重要です．胆嚢炎と同様にTG18の診断基準に照らし合わせて診断・重症度評価を行い（**表2**），ドレナージの適応について専門診療科に相談しましょう．また結石・腫瘍・狭窄など通過障害が原因になるため，CTやMRIでの評価も重要です．

2）感染症診療トライアングルを考える

　患者背景の把握，感染臓器の特定，原因菌の推定・同定を行います．患者背景については，基礎疾患や直近の抗菌薬曝露歴，重症度などを把握しましょう．特に胆道変更を伴う術後の逆行性胆管炎をくり返している場合などは，多数の抗菌薬曝露により耐性菌リスクが高くなっているので注意しましょう．さらに胆道ステントが留置されている場合はステントトラブル（閉塞や脱落など）を常に意識しましょう．

　原因菌については，市中および院内発症例いずれも大腸菌・クレブシエラ属・エンテロバクター属などのグラム陰性桿菌や嫌気性菌（腸内細菌目細菌）がメインターゲットになります．重症例や院内発症例，これまでに耐性菌検出歴がある場合は，ESBL産生大腸菌やSPACE（院内感染の原因菌となるグラム陰性菌．S：セラチア，P：緑膿菌，A：アシネトバクター，C：シトロバクター，E：エンテロバクター）に代表される耐性菌までカバーを広げることを検討します．エンテロコッカス属などのグラム陽性球菌のカバーをいつ・どのような場合にするかは悩ましいところですが，血液培養から検出された場合は漏れな

表1 急性胆嚢炎の診断・重症度評価（TG18）

TG 18/TG 13 急性胆嚢炎診断基準
A 局所の臨床徴候 　（1）Murphy's sign [1]，（2）右上腹部の腫瘤触知・自発痛・圧痛 B 全身の炎症所見 　（1）発熱，（2）CRP値の上昇，（3）白血球数の上昇 C 急性胆嚢炎の特徴的画像検査所見 [2]
疑診：Aのいずれか＋Bのいずれかを認めるもの 確診：Aのいずれか＋Bのいずれか＋Cのいずれかを認めるもの
注）ただし，急性肝炎や他の急性腹症，慢性胆嚢炎が除外できるものとする．
[1] Murphy's sign：炎症のある胆嚢を検者の手で触知すると，痛みを訴えて呼吸を完全に行えない状態． [2] 急性胆嚢炎の画像所見： ・超音波検査（US）：胆嚢腫大（長軸径＞8 cm，短軸径＞4 cm），胆嚢壁肥厚（＞4 mm），嵌頓胆嚢結石，デブリエコー，sonographic Murphy's sign（超音波プローブによる胆嚢圧迫による疼痛），胆嚢周囲浸出液貯留，胆嚢壁 sonolucent layer（hypoechoic layer），不整な多層構造を呈する低エコー帯，ドプラシグナル． ・CT：胆嚢壁肥厚，胆嚢周囲浸出液貯留，胆嚢腫大，胆嚢周囲脂肪織内の線状高吸収域． ・MRI：胆嚢結石，pericholecystic high signal，胆嚢腫大，胆嚢壁肥厚．

文献1より転載．

TG 18/TG 13 急性胆嚢炎重症度判定基準
重症急性胆嚢炎（Grade Ⅲ）
急性胆嚢炎のうち，以下のいずれかを伴う場合は「重症」である． ・循環障害（ドーパミン≧5 μg/kg/min，もしくはノルアドレナリンの使用） ・中枢神経障害（意識障害） ・呼吸機能障害（PaO_2/FiO_2比＜300） ・腎機能障害（乏尿，もしくはCr＞2.0 mg/dL）* ・肝機能障害（PT-INR＞1.5）* ・血液凝固異常（血小板＜10万/mm³）*
中等症急性胆嚢炎（Grade Ⅱ）
急性胆嚢炎のうち，以下のいずれかを伴う場合は「中等症」である． ・白血球数＞18,000/mm³ ・右季肋部の有痛性腫瘤触知 ・症状出現後72時間以上の症状の持続 [a] ・顕著な局所炎症所見（壊疽性胆嚢炎，胆嚢周囲膿瘍，肝膿瘍，胆汁性腹膜炎，気腫性胆嚢炎などを示唆する所見）
軽症急性胆嚢炎（Grade Ⅰ）
急性胆嚢炎のうち，「中等症」，「重症」の基準を満たさないものを「軽症」とする．
*肝硬変，慢性腎不全，抗凝固療法中の患者については注1参照． 急性胆嚢炎と診断後，直ちに重症度判定基準を用いて重症度判定を行う． 非手術的治療を選択した場合，重症度判定基準を用いて24時間以内に2回目の重症度を判定し，以後は適宜，判定を繰り返す．

[a]：腹腔鏡下手術は，急性胆嚢炎の発症から96時間以内に行うべきである．

注1：血清クレアチニン（＞2.0 mg/dL），PT-INR（＞1.5），血小板数（＜10万/mm³）などの血液・生化学検査値は，慢性腎不全，肝硬変，抗凝固療法中などの状況により，胆道感染症と無関係に異常値を示す場合がある．これまで，既往歴・併存疾患に伴う検査値異常を考慮し検討したエビデンスはなく，他のガイドラインにおける言及もない．本ガイドライン改訂出版委員会における十分な検討の結果，急性胆管炎・胆嚢炎の重症度判定基準にあたっては，疾患そのものによる異常値を，判定項目の陽性として取り扱うこととなった．
　　　ただし，慢性腎不全患者，肝硬変患者に急性胆管炎や胆嚢炎を合併した場合には，併存疾患のない場合に比べて治療に難渋するおそれがあることから，慎重な対応が望ましい．

文献1より転載．

表2 急性胆管炎の診断・重症度評価（TG18）

TG 18/TG 13 急性胆管炎診断基準

急性胆管炎診断基準		
A. 全身の炎症所見		
A-1. 発熱（悪寒戦慄を伴うこともある） A-2. 血液検査：炎症反応所見		
B. 胆汁うっ滞所見		
B-1. 黄疸 B-2. 血液検査：肝機能検査異常		
C. 胆管病変の画像所見		
C-1. 胆管拡張 C-2. 胆管炎の成因：胆管狭窄，胆管結石，ステント，など		
疑　診：Aのいずれか，ならびにBもしくはCのいずれか 確　診：Aのいずれか＋Bのいずれか＋Cのいずれか		

注：A-2：白血球数の異常，血清CRP値の上昇，他の炎症を示唆する所見
B-2：血清ALP，γ-GTP（GGT），AST，and ALT値の上昇
ALP：Alkaline Phosphatase，γ-GTP（GGT）：γ-glutamyltransferase，
AST：Aspartate aminotransferase，ALT：Alanine aminotransferase
他に，急性胆管炎の診断に有用となる所見として，腹痛〔右上腹部（RUQ）痛もしくは上腹部痛〕と胆道疾患の既往（胆嚢結石の保有，胆道の手術歴，胆道ステント留置など）が，あげられる．
一般的に急性肝炎では，高度の全身炎症所見がみられることは稀である．急性肝炎との鑑別が困難な場合にはウイルス学的，血清学的検査が必要である．

閾値：	A-1	発熱		BT＞38℃	
	A-2	炎症反応所見	WBC（×1,000/μL）	＜4, or＞10	
			CRP（mg/dL）	≧1	
	B-1	黄疸		T-Bil≧2（mg/dL）	
	B-2	肝機能検査異常	ALP（IU）	＞1.5×STD*	
			γ-GTP（IU）	＞1.5×STD*	
			AST（IU）	＞1.5×STD*	
			ALT（IU）	＞1.5×STD*	

＊STD：各施設での正常上限値
文献1より転載．

くカバーし，胆汁培養からのみの検出であれば患者背景や重症度，臨床経過を考慮してカバーするか総合的に判断します．手術やドレナージなどで検体が得られる場合は積極的に培養に提出して確認しましょう．

3）原因菌を考えて抗菌薬を選ぶ

具体的な初期治療（培養結果および感受性結果判明まで）の抗菌薬の選択として，上記ターゲットを念頭にアンピシリン/スルバクタムやピペラシリン/タゾバクタムを選択することが多いかもしれません．もちろんこれらの抗菌薬はTG18でも推奨されており選択肢の1つですが，近年ESBL産生菌やカルバペネマーゼ産生菌などの耐性菌の出現が問題となっています．特にアンピシリン/スルバクタムはこれまで腹腔内感染症に最も頻繁に使

表2 急性胆管炎の診断・重症度評価（TG18）（続き）

TG 18/TG 13 急性胆管炎重症度判定基準

急性胆管炎の重症度判定基準
重症急性胆管炎（Grade Ⅲ）
急性胆管炎のうち，以下のいずれかを伴う場合は「重症」である． ・循環障害（ドーパミン≧5 μg/kg/min，もしくはノルアドレナリンの使用） ・中枢神経障害（意識障害） ・呼吸機能障害（PaO_2/FiO_2比＜300） ・腎機能障害（乏尿，もしくはCr＞2.0 mg/dL） ・肝機能障害（PT-INR＞1.5） ・血液凝固異常（血小板＜10万/mm³）
中等症急性胆管炎（Grade Ⅱ）
初診時に，以下の5項目のうち2つ該当するものがある場合には「中等症」とする． ・WBC＞12,000，or＜4,000/mm³ ・発熱（体温≧39℃） ・年齢（75歳以上） ・黄疸（総ビリルビン≧5 mg/dL） ・アルブミン（＜標準値×0.73 g/dL） 上記の項目に該当しないが，初期治療に反応しなかった急性胆管炎も「中等症」とする．
軽症急性胆管炎（Grade Ⅰ）
急性胆管炎のうち，「中等症」，「重症」の基準を満たさないものを「軽症」とする．
注1）肝硬変，慢性腎不全，抗凝固療法中の患者については別途参照． 注2）急性胆管炎と診断後，診断から24時間以内，および24～48時間のそれぞれの時間帯で，重症度判定基準を用いて重症度をくり返し評価する（*Cholangitis Bundle* # 3）．

文献1より転載．

用されてきた抗菌薬の1つで，大腸菌を中心に感受性の低下が指摘されているので注意が必要です．

　胆道系感染症で最も検出率が高いのは大腸菌であり，近年の問題となっている ESBL 産生菌にも対応できる点を踏まえると，ほかの選択肢としてはセフメタゾールがあげられます．重症例やそのほかの耐性菌のリスクが高いと考えられる場合には，セフメタゾールに加えてゲンタマイシンの追加投与を検討してもよいかもしれません．ゲンタマイシンは原因菌の同定および感受性結果が出るまでの数日間に限り1日単回投与を行うことも選択肢の1つです．その他の選択肢としては，第3～4世代セフェム系抗菌薬（セフトリアキソンなど）±メトロニダゾールもあげられます．

　初期治療後は各種培養結果に従って抗菌薬を適正化しましょう．適正化する際，血液培養が単一菌種のみ陽性となれば原因菌の判断に迷うことはありませんが，血液培養で複数菌種検出される場合や，血液培養は陰性かつ胆汁培養で複数菌種検出される場合もよくあるので抗菌薬選択を迷うことも多々あります．臨床経過や重症度も踏まえて総合的に判断することが必要です．

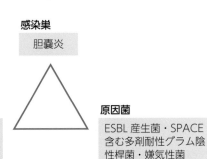

図1 症例1の感染症診療のトライアングル

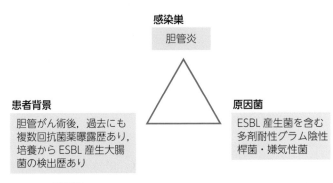

図2 症例2の感染症診療のトライアングル

❶ 症例1（図1）

　急性胆石性胆嚢炎による敗血症性ショックの症例です．PTGBDによる緊急ドレナージを予定しつつ，抗菌薬を選択する場面です．ステロイド療法中で重症化のリスクがあり，また直近の抗菌薬曝露歴から耐性菌も懸念される状況で，まずはESBL産生菌含むグラム陰性桿菌および嫌気性菌カバー目的にセフメタゾールを選択しました．またショック状態であること，ESBL産生菌以外のSPACEに代表される多剤耐性グラム陰性桿菌までカバーを広げる目的でゲンタマイシンも併用しました．ゲンタマイシンは血液培養や胆汁培養の情報を元にしてde-escalationができるまでの数日間限定で使用することにしました．状態が悪い場面ですので，ほかにはメロペネムや第3〜4世代セフェム系抗菌薬＋メトロニダゾールも選択肢と考えられます．

❷ 症例2（図2）

　術後の逆行性胆管炎をくり返し，これまで多数の抗菌薬曝露歴がある症例です．過去の培養からはESBL産生大腸菌が検出されており，今回もカバーが必要な状況であるため，セフメタゾールを選択しました．ショックなど全身状態が悪ければ，その他の多剤耐性グラム陰性桿菌も念頭にゲンタマイシンの追加併用も検討されます．

抗菌薬投与例（以下は腎機能正常の場合）

・アンピシリン / スルバクタム（生理食塩水 100 mL に溶解して 1 時間で点滴静注）
　1 回 3 g 6 時間ごと
　または
・セフメタゾール（生理食塩水 100 mL に溶解して 1 時間で点滴静注）
　1 回 1 g 6 時間ごと
　（重症例や耐性菌リスク高ければ）
　±ゲンタマイシン（生理食塩水 100 mL に溶解して 1 時間で点滴静注）
　初回 loading 5 mg/kg，以降 24 時間ごとに腎機能に合わせて用量調整して投与
　または
・セフトリアキソン（生理食塩水 100 mL に溶解して 1 時間で点滴静注）1 回 1 g 24 時間ごと＋メトロニダゾール（生理食塩水 100 mL に溶解して 1 時間で点滴静注）1 回 500 mg 8 時間ごと

🔔 **ここがポイント**

・**適切なタイミングで手術 / ドレナージを行う**
・**アンピシリン / スルバクタムは近年耐性化が問題になっており，ほかの選択肢も使えるようにする**

---

2 腸管感染症

　腸管感染症については，日常診療でよく遭遇する大腸憩室炎について解説します.

症例3

　70 歳代の男性. 特記すべき既往歴や薬剤歴はない. 2 日前から出現した発熱と左側腹部痛で受診した. 左側腹部に自発痛・圧痛があり，CT 検査で大腸憩室と周囲の脂肪織混濁を認めた. 明らかな膿瘍や穿孔はなく，単純性大腸憩室炎の診断で腸管安静のうえでセフメタゾールを開始した.

1）疾患の総論

　大腸憩室炎は憩室内に内容物が詰まるなどで感染母地を形成して炎症が生じる疾患です. 中高年に多く，欧米では左側結腸，アジアでは右側結腸に多いとされます. 単純性憩室炎と膿瘍 / 穿孔などを併発した複雑性憩室炎に分類されます.

　診断は合併症評価も含めて CT 検査が第 1 選択となり，ドレナージや手術などの治療方針の決定にも役立ちます. 治療は腸管安静と抗菌薬による保存的加療に加えて，膿瘍（4 cm 以上）や穿孔など，ドレナージや手術が必要な病態がないかを常に検討します. 臨床経過の改善が得られなければ CT 検査で再度合併症の評価を行いましょう. 合併症もなく，年齢や全身状態をふまえて許容できる場合は外来での経口抗菌薬治療も検討されます.

2) 感染症診療トライアングルを考える

患者背景については，基礎疾患や直近の抗菌薬曝露歴，重症度などを把握しましょう．原因菌は腸管感染症として一般的なグラム陰性桿菌と嫌気性菌（腸内細菌目細菌）を推定します．

3) 原因菌を考えて抗菌薬を選ぶ

上述の通り，グラム陰性桿菌と嫌気性菌に有効な抗菌薬を選択します．アンピシリン／スルバクタムを初期治療として選択する場合も多いかと思います．もちろん地域のアンチバイオグラムや感受性が問題なければ十分使用できますが，先ほど述べた大腸菌の耐性化には注意してください．ほかにはセフメタゾールがよい選択肢になり，市中発症であれば十分対応できます．また第3〜4世代セフェム系抗菌薬＋メトロニダゾールも選択肢となります．頻度は少ないですが院内発症の憩室炎であれば，抗菌薬のスペクトラムを耐性菌にまで広げることも検討しましょう．手術やドレナージの際に培養採取を行った場合は，その結果に基づいて抗菌薬を適正化しましょう．

治療期間については，腹痛が改善して炎症が安定するまで続ける必要があります．臨床経過がよければ経口抗菌薬（アモキシシリン／クラブラン酸など）へのスイッチも可能であり，経静脈投与および内服含めて合計10〜14日間を目安にします．

●症例3（図3）

特記既往歴や抗菌薬曝露歴のない高齢者の単純性大腸憩室炎の症例です．一般的な腸内細菌目細菌（グラム陰性桿菌や嫌気性菌）のカバー目的にセフメタゾールを選択しました．アンピシリン／スルバクタムも選択肢ではありますが，上述の大腸菌の耐性化も踏まえて考えるべきでしょう．

> **抗菌薬投与例（以下は腎機能正常の場合）**
> ●外来
> ・アモキシシリン／クラブラン酸 1回250 mg 1日3回＋アモキシシリン 1回250 mg 1日3回

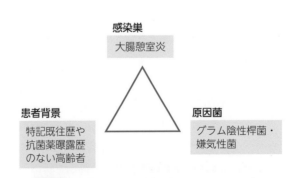

図3 症例3の感染症診療のトライアングル

●入院

・セフメタゾール（生理食塩水 100 mL に溶解して 1 時間で点滴静注）1 回 1 g 6 時間ごと

または

・アンピシリン / スルバクタム（生理食塩水 100 mL に溶解して 1 時間で点滴静注）1 回 3 g 6 時間ごと

または

・セフトリアキソン（生理食塩水 100 mL に溶解して 1 時間で点滴静注）1 回 1 g 24 時間ごと＋メトロニダゾール（生理食塩水 100 mL に溶解して 1 時間で点滴静注）1 回 500 mg 8 時間ごと

おわりに

　胆道系感染症は手術や内視鏡的処置によるドレナージを主体として，抗菌薬を併行します．抗菌薬選択については胆道系感染症の場合，複数菌種が原因となり，かつグラム染色がすぐにできない領域であるので，抗菌薬選択は患者背景やアンチバイオグラムを大切にしましょう．腸管感染症については，今回大腸憩室炎を提示しましたが，こちらも抗菌薬に併行して適応であれば積極的にドレナージを行いましょう．

引用文献

1）高田忠敬 編. 急性胆管炎・胆嚢炎診療ガイドライン 2018. 東京. 医学図書出版. 2018
2）「大腸憩室症（憩室出血・憩室炎）ガイドライン」（日本消化管学会 ガイドライン委員会 / 編），日本消化管学会，2017

Profile

岩佐和樹（Kazuki Iwasa）

飯塚病院 総合診療科
腹腔内感染症等でよく使用され，普段何かと使用頻度の多いアンピシリン / スルバクタムですが，今回あえて違う切り口から解説させていただきました．参考にしていただければ幸いです．

【各論】

尿路感染症
それってホントに尿路感染症なん?

能美康彦

① 尿路感染症は除外診断である. 感染巣が尿路以外だった場合も想定し, 適切に培養検体を採取し経過をフォローすることが重要である

② 抗菌薬の前に蘇生とドレナージの必要性を常に考える

③「とりあえずセフトリアキソン! メロペネム!」ではなく, 患者背景とグラム染色を元に, 具体的な菌名を想定して抗菌薬選択を行う

1 診断は適切な経過フォローによりなされる
〜それってホントに腎盂腎炎なん?〜

症例1

　ADL自立した80歳代女性. 4日前から腰背部痛があり, 来院当日から発熱し救急外来を受診した. 救急外来で当直をしていた研修医Aの診察では肋骨脊椎角 (CVA) 叩打痛が陽性だった. 尿検査で亜硝酸 (＋), 白血球 (2＋), 細菌 (＋) だったことから研修医Aは腎盂腎炎として内科入院を依頼した.
　翌日指導医から一言:「それって, ホントに腎盂腎炎なん?」

　　　まず尿路の解剖学的にどこの感染なのかを意識しましょう. 一般的に発熱を認める場合は膀胱炎以外の感染症を疑います. 腎盂腎炎が多いですが, 男性では精巣上体炎や前立腺炎の可能性もあり, 陰嚢や会陰部の圧痛, 直腸診などを駆使し感染巣を特定します. 本稿では主に腎盂腎炎を扱います.
　　　実は尿路感染症・腎盂腎炎の明確な診断基準はありません[1]. 頻尿・排尿時痛などの尿路症状やCVA叩打痛, 腎臓の双手診は疑うきっかけにはなります. しかし, 特に高齢者で

は発熱と嘔吐だけの場合や，転倒の原因として後日尿路感染がわかるといった非典型例も頻繁にみられます．

1）尿所見がある≠腎盂腎炎

実は尿臭の増加や混濁といった尿の性状は体調の変化や濃縮などの影響を受けやすく，腎盂腎炎の診断にも除外にも寄与しづらいことがわかっています[2]．尿検査は尿中の細菌の存在を示唆し，グラム染色と組み合わせれば，ある程度菌種を絞り込むことができます．しかし，それだけしかできません．尿路に細菌が存在するものの，感染症を生じていない状態を無症候性細菌尿といいます．施設入所中の高齢者の25〜50%が無症候性細菌尿を有するとされ，妊婦や泌尿器科の観血的処置前を除き，無症候性細菌尿の治療意義は限られていることがわかっています[3]．つまり目の前の発熱患者の膿尿，細菌尿は，無症候性細菌尿をもっている人がたまたまほかの原因で発熱している可能性があるわけです．なお尿検査で膿尿・細菌尿がない場合は腎盂腎炎の可能性は低いといえますが，尿路閉塞起点がないことが前提です[4]．

なお，尿培養検体は，排尿中の中間尿を採取すること，加えて膀胱留置カテーテルが入っている場合は，定着菌を拾わないようにカテーテル入れかえのうえ，蓄尿バッグではなく採尿ポートから尿検査を提出することも忘れないようにしましょう．

2）画像所見がある≠腎盂腎炎

必殺技（!?）のCT検査はどうでしょう？腎盂腎炎のCT所見では，腎周囲脂肪織濃度の上昇が有名ですが，腎盂腎炎の診断にも除外にも不十分であることがわかっています[5]．画像検査は，尿路以外の感染症除外や閉塞起点の評価には有用です．

3）腎盂腎炎を診断するために

結局どの検査も単独で腎盂腎炎を診断も除外もできません．他疾患の除外を行わなければ腎盂腎炎と診断できないこと：すなわち初診時にはあくまで"暫定"診断しかできず，経過をフォローすることでやっと腎盂腎炎と確定診断できるということを理解することが大切です．そして，腎盂腎炎と"暫定"診断し治療を開始した場合も，診断が間違っていないか，合併症がないか，慎重に経過を観察しましょう．治療がうまくいっていれば，翌日のグラム染色で菌量が減少ないし消失しているはずです．また，一般に腎盂腎炎は治療開始後72時間以内に解熱することが多く，それよりも発熱が続く場合は，膿瘍や閉塞起点の検索のための画像検査を考慮しましょう．そもそもの診断の見直しも検討すべきでしょう．

症例1のつづき

指導医が行った尿のグラム染色では長いレンサ球菌が散在するのみだった．改めて診察を行うとCVAではなく脊椎に叩打痛・体動時痛があった．全身状態は安定しており指導医は抗菌薬投与を行わず経過観察した．その後血液培養からは溶連菌が検出され，脊椎MRIを撮像したところ化膿性椎体炎が判明した．

2 抗菌薬の前に蘇生とドレナージの必要性を考える

　尿路感染症と診断した場合，抗菌薬選択の前に必ず敗血症に至っていないかの評価と，閉塞起点の検索を忘れないようにしましょう．敗血症の初療のポイントは「切迫している感染巣不明」（p.82〜）の稿を参照してください．嘔吐やせん妄は敗血症の初期症状のこともあり，注意深くバイタルサインを評価しましょう．敗血症を疑う場合は応援を呼び，初期輸液と昇圧薬（平均動脈圧65 mmHg以上を目標に）の使用を検討します[6]．

　また，ベッドサイドエコーは尿路以外の感染巣の評価にも，尿路閉塞の評価においても有用です．水腎症などの尿路閉塞所見があれば，泌尿器科にドレナージを依頼しましょう．

3 感染症診療のトライアングルを考える／
原因菌を考えて抗菌薬を選ぶ

症例2

　膀胱炎の既往歴がある20歳代女性．トイレをよく我慢する．来院前日から発熱，頻尿，排尿時痛があり，また膀胱炎かなと思っていた．帯下異常はなく，その他の症状はない．診察では右CVA叩打痛がある．尿検査では著明な膿尿と細菌尿がある．

　「患者背景」「感染巣」から「原因菌」を推定し初期治療の抗菌薬を決定します．グラム染色は，初診時でも行える原因菌推定に有用な検査です．一般的に腎盂腎炎は大腸菌などのグラム陰性桿菌（gram negative rods：GNR）が原因です[7]．グラム陰性桿菌は耐性機構をとることがあります．特に①ESBL（基質特異性拡張型βラクタマーゼ）産生菌，②耐性傾向が強く厄介な菌種のAmpC型βラクタマーゼ産生菌，③ブドウ糖非発酵菌群のカルバペネム耐性菌がありますが，目の前の患者背景から感染症診療のトライアングルを描き，どこまでの菌をカバーするかを考えます．それぞれを考慮した場合の抗菌薬選択については表に示します．耐性菌のリスクとしては，尿路内の異物や解剖学的異常（尿路結石・悪性腫瘍・カテーテル留置）や，耐性菌と接触しやすい患者背景（院内・施設入所者）などがあげられます．3カ月以内の抗菌薬曝露歴も重要です．「ある抗菌薬が効かなかった」という事実はその抗菌薬では治療できない耐性菌の存在を示唆します[8]．もちろん，そもそも十分な投与量が適切な投与間隔で投与されているか，感染巣の診断が正しいのかについても確認が必要です．

　バイオアベイラビリティが悪い第3世代セフェム系抗菌薬を内服していた場合など，直近の抗菌薬の投与量が不十分であると予想され，かつ患者さんの状態が安定していれば，あえて抗菌薬のスペクトラムを広げないという選択肢もアリです．過去の細菌培養結果がわかればこれも参考になります．例えば，過去にESBL産生菌が検出されている場合は，リスク因子が是正されていない限り，また同じような細菌が関与している可能性は上昇します．なお3〜6カ月以内の情報は有用ですが，それ以上前の情報と同様の菌が分離される

表　尿路感染症の状況ごとで使用頻度の高いまず押さえるべき抗菌薬の一例

患者背景	想定する菌種の例	処方例	注意点
重症感がなく，耐性菌のリスクが低い場合	A：プロテウス，クレブシエラ，大腸菌	① セフトリアキソン 1回2g 24時間ごと	Ca含有の輸液との混合で結晶形成の危険性がある．長期使用で胆泥形成のリスクもあり腹部症状に注意．腸球菌は自然耐性．
重症感はないが，耐性菌のリスクがある場合	B：ESBL産生菌 上記Aのようなよく遭遇する菌種もときにESBL産生菌となることがある	② セフメタゾール 1回2g 12時間ごと または ①にゲンタマイシンを併用	時間依存性の抗菌薬であり，重症例などでは1回1g 6時間ごとなど投与頻度を増やすことを施設基準に応じて検討する．嫌酒作用があるため在宅での使用時は注意．ゲンタマイシンの投与方法は他稿を参照．
重症感はないが，複数の耐性菌リスクがある場合	C：AmpC型βラクタマーゼ産生菌 D：ブドウ糖非発酵菌群	③ セフェピム 1回2g 12時間ごと または①にゲンタマイシンを併用	ブドウ糖非発酵菌群に対する第一選択薬は施設ごとのアンチバイオグラムをもとに検討する．セフェピムはセフェピム脳症のリスクがあるため腎障害患者，透析患者では減量を考慮する．
重症または複数の耐性菌のリスクがある場合	B＋C＋D	④ メロペネム 1回1g 8時間ごと または，適切なドレナージがなされている状況下では②を頻回投与したうえでゲンタマイシンを併用	抗菌薬投与前の培養検体提出と輸液蘇生，昇圧薬，ドレナージなどの支持療法を適切に行うことが前提．
グラム陽性球菌が尿中に存在し原因菌と判断する場合	E：エンテロコッカス・フェカリスや溶連菌	⑤ アンピシリン 1回2g 6時間ごと	バンコマイシンの投与方法は他稿を参照．
	F：エンテロコッカス・フェシウム	⑥ バンコマイシン	

可能性は高くないという報告もあり，あまりに昔の情報は気にしすぎなくてよいのかもしれません[9]．

　耐性菌の関与をどこまで考えるかは，画一的な手法はなく症例ごとに考える必要があります．この際の注意点は，耐性菌の可能性が「ある」or「ない」ではなく，「高い」のか「低い」のか確率を予測することです．「可能性は否定できない」というフレーズを使わないでアセスメントを書くことが，この予測の力を高めるよい訓練になります．なお感染症診療のトライアングルを描くことは，これらの情報を整理し，可能性を予測することにほかなりません．

　例えば耐性菌の可能性が低く，患者さんの状態が安定しており，免疫不全などのリスクがなければ狭域抗菌薬から開始し，必要に応じて適宜カバーを広げていくescalation戦略をとることも可能です．症例1のように診断が不確かなときは，抗菌薬をあえて使わず経過観察することも，慎重なフォローが可能ならば許容されると思います．症例2では，先にあげた耐性菌のリスク因子はなく，耐性菌が関与する可能性は「低い」と思われます（グラム染色所見もあれば大いに参考になるでしょう）．ゆえに，ファーストタッチ時は大腸菌やプロテウスなどのよく遭遇するグラム陰性桿菌をターゲットに抗菌薬を選択します．セ

感染巣
＝腎盂腎炎
尿路症状・CVA 叩打痛＋

患者背景
特に耐性菌リスク
のない若年女性

原因菌
頻度の高いプロテウス・大
腸菌・クレブシエラを想定

図1 症例2の感染症診療のトライアングル

フトリアキソンは1日1回投与が可能なため，外来・入院いずれも使い勝手がよくその他の感染症でも頻用されており，まず使用に習熟するとよいでしょう．ESBLやAmpC型βラクタマーゼ産生菌，ブドウ糖非発酵菌群などの耐性菌を考慮した場合にはカルバペネム系抗菌薬の使用が検討されますが，当院では，重症例でも適切なドレナージが行われていれば，βラクタム系抗菌薬にゲンタマイシンなどのアミノグリコシド系抗菌薬を併用する形で初期治療をはじめることも多いです〔他稿（p.82〜）を参照してください〕．

症例2の感染症トライアングルは図1のようになります．

> **処方例**
> ・セフトリアキソン 1回2 gを生理食塩水100 mLに溶解し，1時間かけて1日1回投与

症例3

　脳出血後の神経因性膀胱に対して膀胱留置カテーテル留置中の70歳代男性．転倒後の腰椎圧迫骨折で入院．入院日の夜間に発熱でCallがあった．発熱以外のバイタルサインは安定していた．恥骨上部の軽度圧痛以外に特記すべき所見はなかった．尿検査では白血球（3＋），細菌（2＋），亜硝酸（−）で，尿沈渣でも膿尿と細菌尿があった．胸部X線は特に異常はなかった．
　研修医Aは暫定的にカテーテル関連尿路感染症と診断した．そしてよくみるセフトリアキソンをとりあえずオーダーした．報告を受けた指導医が確認したところ，過去の細菌培養結果でエンテロコッカス・フェカリスの検出歴があり，尿のグラム染色ではグラム陽性球菌と酵母様真菌が認められた．

　グラム陽性菌が尿から検出された場合は，そもそも腎盂腎炎の診断が間違っていないかも含めて検討が必要です．グラム陽性球菌は，クラスター状か連鎖状かで分類されます．クラスター状のグラム陽性球菌は，生殖可能年齢の女性におけるスタフィロコッカス・サプロフィティカス以外は直接的な尿路感染症の原因菌となることは少なく，ほかの臓器の感染からの菌血症の波及も考える必要があります．連鎖状のグラム陽性球菌は長い連鎖か，短い連鎖かでさらに分類されます．短い場合は腸球菌，長い場合は溶連菌を考えます．腸球菌はセフェム系抗菌薬に耐性を示すためアンピシリンないしバンコマイシンが必要であ

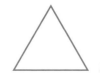

感染巣
本命：カテーテル関連尿路感染（CAUTI）
膀胱留置カテーテルあり外せない．尿路以外の症状なし

患者背景
・神経因性膀胱
・膀胱留置カテーテル
　→尿路感染症のリスクあり
　エンテロコッカス・フェカリスの
　検出歴あり

原因菌
尿のグラム染色と過去培養から
エンテロコッカス属を想定する

図2 症例3の感染症診療のトライアングル
CAUTI：catheter associated urinary tract infection

り，抗菌薬選択上，同定することは重要です．なお，高齢者や膀胱留置カテーテルがある患者さんではカンジダなどの真菌が尿中から検出されることがありますが，一般的に原因菌ではありません．

　症例3のような患者さんでは腸球菌は腎盂腎炎の原因菌になりうると考えてよいでしょう．腸球菌のなかでもエンテロコッカス・フェカリスはアンピシリンが第一選択薬になります．直近の抗菌薬曝露歴があるとき，特にペニシリン系抗菌薬がすでに使用されている場合は，エンテロコッカス・フェシウムをターゲットにバンコマイシンを使用したほうがよいかもしれません．バンコマイシンの使用法は他稿に譲ります．

　症例3の感染症診療のトライアングルは図2のようになります．

処方例
・アンピシリン1回2gを生理食塩水100 mLに溶解し，1時間かけて1日4回6時間ごとに投与

■ おわりに

　尿路感染症はコモンな疾患ながら，初療時点では診断の不確かさと向き合う必要があります．菌血症合併率が高く，敗血症に至るリスクもあり，抗菌薬"以外"の治療も重要です．commonだからこその奥深さをもった尿路感染症の初療を考えるうえで，本稿が役立てば幸いです．

■ 引用文献

1） Piccoli GB, et al：Antibiotic treatment for acute 'uncomplicated' or 'primary' pyelonephritis：a systematic, 'semantic revision'. Int J Antimicrob Agents, 28 Suppl 1：S49-S63, 2006（PMID：16854569）

2） Midthun SJ, et al：Urinary tract infections. Does the smell really tell? J Gerontol Nurs, 30：4-9, 2004 （PMID：15227931）

3） Nicolle LE, et al：Clinical Practice Guideline for the Management of Asymptomatic Bacteriuria：2019 Update by the Infectious Diseases Society of America. Clin Infect Dis, 68：1611-1615, 2019（PMID：31506700）

4） 樋口 大，他：膿尿陰性を呈する腎盂腎炎の臨床像とその診断方法についての検討．島根県立中央病院医学雑誌，44：51-54，2020

5） Fukami H, et al：Perirenal fat stranding is not a powerful diagnostic tool for acute pyelonephritis. Int J Gen Med, 10：137-144, 2017（PMID：28507449）

6） Evans L, et al：Surviving Sepsis Campaign：International Guidelines for Management of Sepsis and Septic Shock 2021. Crit Care Med, 49：e1063-e1143, 2021（PMID：34605781）

7） 山本新吾，ほか：JAID/JSC 感染症治療ガイドライン 2015 ―尿路感染症・男性性器感染症―．感染症学雑誌，90：1-30，2016

8） Jensen MLV, et al：Prior Antibiotic Use Increases Risk of Urinary Tract Infections Caused by Resistant Escherichia coli among Elderly in Primary Care：A Case-Control Study. Antibiotics (Basel), 11：doi:10.3390/antibiotics11101382, 2022（PMID：36290040）

9） Dickstein Y, et al：Predicting Antibiotic Resistance in Urinary Tract Infection Patients with Prior Urine Cultures. Antimicrob Agents Chemother, 60：4717-4721, 2016（PMID：27216064）

Profile

能美康彦（Yasuhiko Nomi）

飯塚病院 総合診療科
飯塚病院総合診療科にはショックなどの重症患者を専門に診療する "重症チーム" が存在します．重症チームではHospitalistとして必要な Critical Care の基礎を集中的に学べます．皆さま飯塚病院へぜひ見学へお越しください．なお私生活では最近はサウナにハマっていますが，飯塚病院近くには1時間弱以内で行ける銭湯がたくさんありサウナー&風呂好きな皆さまにもおすすめです！

【各論】

カテーテル関連血流感染症

考えなしの「メロペン®＋バンコ」はアウトです！

大内田良真

① 血管内カテーテル挿入中の熱源の明らかでない患者さんでは常にCRBSIを疑い，血液培養を2セット採取する

② CRBSIのempiric therapyとしてバンコマイシンを投与し，カテーテル抜去の可否を判断する

③ 免疫抑制状態，腹部外科術後，中心静脈栄養，広域抗菌薬投与歴などが複数あれば，エキノキャンディン系抗真菌薬の投与を検討する

はじめに

　　CRBSI（catheter related blood-stream infection：カテーテル関連血流感染症）は血管内カテーテルを挿入されている患者さんのすべてに起きうる医原性感染症です．院内感染症としてよく出会う疾患であり，「メロペン®＋バンコ」で治療開始したくなる気持ちもわかりますが，そこはしっかり感染症診療のトライアングルに則り，スマートな抗菌薬選択を行いたいところです．実際の症例を通して初期対応について学んでいきましょう．

1　CRBSIの初期治療

症例1

　　重症僧帽弁逆流症を背景とした慢性心不全，慢性腎臓病（Cr 2.82 mg/dL）の既往のある76歳女性．数カ月の経過で体重が10 kg程度増加し，心不全加療目的に入院した．利尿薬抵抗性で肺水腫を呈したため，入院当日に右内頸静脈から緊急透析用バスキュラーアクセスを挿入した．入院4日目に新規発熱を認めた．

1) 押さえておきたいポイント

　最低限，診断基準（表1）と頻度の多い原因菌を押さえましょう．難しく記載してありますが，要するに**血管内カテーテル挿入中の患者さんに熱源の明らかでない発熱を認め，CRBSIを疑った時点で血液培養2セットを採取してください**．ほかの感染巣を除外したうえで血流感染が証明されればCRBSIと臨床的に診断します．同時採取した血液培養陽性化までの時間差（differential time to positivity：DTP）も有用ですがあくまで参考程度です．定量培養を行っている施設はほとんどないため，こちらは覚えなくてよいでしょう．

　なお，血液培養ボトル内に菌の発育を検出してから感受性結果判明まで，約2〜3日程度かかります．一般的に結果が判明するまでに下記のように着々と情報は増えているので，細菌検査室へ足を運び，検査技師と情報共有するとよいと思います．

> ・day1（菌を検出した日）：血液培養のグラム染色を確認し菌を想定することが可能
> ・day2：寒天培地のコロニーを確認しさらなる情報を得られる
> ・day3：菌名同定，感受性結果が判明する

　CRBSIはカテーテルの刺入部やハブ汚染により発症するため，表2のように**皮膚常在菌のコアグラーゼ陰性ブドウ球菌（Coagulase Negative *Staphylococcus*：CoNS）や黄色ブドウ球菌（*Staphylococcus aureus*）が多く，約半数を占めている**ことを押さえてください．医療関連の腸内細菌目細菌やカンジダもリスクに応じて考える必要があります．

2) いつ疑うか？

　カテーテル刺入部の発赤や圧痛・膿性分泌物などの局所所見があれば，かなり疑わしい状況であるため，**日々の目視と触診は怠ってはいけません**．しかしこれらは3％程度しか現れない感度の低い所見[3]であり，局所所見がないからといって否定はできません．CRBSIのリスク因子を患者要因（中心静脈栄養，過去のCRBSI既往など）とカテーテル要因（大

表1 CRBSIの診断基準

3項目のいずれか1つを満たす場合

少なくとも1セットの皮膚から採血した血液培養とカテーテル先端培養から同じ微生物が検出される．
2つの血液培養検体（1つはカテーテルハブ，もう1つは末梢静脈から採血）で以下のCRBSIの基準を満たす． ・定量の血液培養にてカテーテル採血検体から検出されるコロニー数が末梢血検体から検出されるコロニー数の3倍以上である． 　もしくは ・同時採取した血液培養陽性化までの時間差（differential time to positivity：DTP）が2時間以上である（つまり，カテーテル血の培養が末梢血の培養よりも2時間以上早く陽性化する）．
2つのカテーテルルーメンから血液培養を定量培養した際，一方のコロニー数が他方の3倍以上である．

文献1より作成．

腿静脈に留置されている，マルチルーメン，留置期間が長いなど）から確認し，事前確率を見積もります．

3）治療戦略

大まかな治療戦略をフローチャート（図1）に示します．

❶ 全例カテーテル抜去はする？

結論から言うと，CRBSIの確定診断がついた場合は全例で抜去することが推奨されます（菌種によってはカテーテル温存を行う抗菌薬ロック療法という方法もありますが，アドバンスな内容なので割愛します）．

診断が未確定の段階で，必ずカテーテルを抜去すべき状況は**局所所見あり・血行動態不安定・合併症の併存（感染性心内膜炎，膿瘍，脊椎炎など）**の3つです．それ以外の状況では見積もった事前確率によって判断を行います．もし診断未確定患者全例でカテーテル抜去をすると，コスト増大やカテーテル再挿入による医原性トラブルのリスク上昇の可能性があります．すぐにカテーテルを抜去しない温存戦略をとっても，死亡率増加がみられなかったという報告[4]もあり，無駄なカテーテル抜去をしないよう慎重な対応も必要です．

❷ empiric therapyはどうする？

表2で示したようにCoNSや黄色ブドウ球菌に対する治療を考えますが，院内発症ではMRSA（methicillin-resistant *Staphylococcus aureus*：メチシリン耐性黄色ブドウ球菌）の割合が増加し，またCoNSは通常メチシリン耐性が約70〜80％を占めるため，抗菌薬処方のファーストタッチであるempiric therapy（経験的治療）としてはバンコマイシンを選択しましょう．医療関連感染を引き起こす腸内細菌目細菌を含むグラム陰性桿菌のカバー

表2　中心静脈カテーテルによる CRBSIの原因菌の割合

原因菌	割合
Coagulase-negative *Staphylococcus*	31.3%
Staphylococcus aureus	20.2%
Enterococcus species	9.4%
Candida species	9.0%
Escherichia coli	5.6%
Klebsiella species	4.8%
Pseudomonas aeruginosa	4.3%
Enterobacter species	3.9%
Serratia species	1.7%
Acinetobacter baumannii	1.3%

文献2より引用．

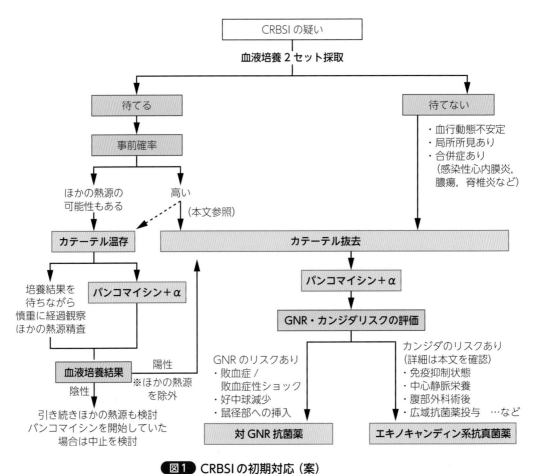

図1 CRBSIの初期対応（案）

GNR：gram negative rods（グラム陰性桿菌）

は，敗血症/敗血症性ショック・好中球減少・鼠径部への挿入がある際に考慮しバンコマイシンに追加します[5]．追加する抗菌薬はセフタジジムやセフェピム，メロペネムなどが考えられますが，各施設のアンチバイオグラムを参照してください．

処方例

バンコマイシン

・投与法：腎機能にかかわらず1回25〜30 mg/kgを負荷投与し，維持量はTDMに照らして用量調整する．

・溶解法：静脈炎を起こしやすく，1 g以下であれば生理食塩水100 mL，1 g以上だと250 mLに溶解することが多い．

・注意事項：レッドマン症候群（呼称についてはp.29も参照）…バンコマイシンがIgEを介さず肥満細胞や好塩基球を脱顆粒させヒスタミンを放出することで，顔面や首・上半身に強い紅斑が出現する現象．1時間以内に急速投与すると発症リスクが高まるため，1 gにつき1時間かけて投与することが望ましい（例えば1.5 gであれば1.5時間かけて投与）．

TDM：therapeutic drug monitoring（治療薬物モニタリング）

感染巣

血流感染の疑い

患者背景

バスキュラーアクセス挿入
による皮膚バリア破綻

原因菌

皮膚に常在する CoNS, *S.aureus* を
想定してバンコマイシンを選択する

図2 症例1における感染症診療のトライアングル

処方例：対GNR抗菌薬の一例
セフェピム（商品名：マキシピーム®）
・投与法：セフェピム1回2 gを8時間ごとに投与（腎機能正常時）.
・溶解法：生理食塩水100 mLに溶解.
・注意事項：ほかの抗菌薬でも起きうるが，**抗菌薬脳症（セフェピム脳症）をきたすこと**
　がある.

4）症例1ではどう考える？

❶ 感染症診療のトライアングルを考える（図2）

　　患者背景としてカテーテルが挿入され皮膚バリアの破綻があります．ほかに熱源を示唆
する所見がなければ，感染巣として血流感染症が疑われます.

❷ 原因菌を考えて抗菌薬を選ぶ

　　原因菌としてCoNS，黄色ブドウ球菌を想定し両者をカバーできるバンコマイシンを選
択します．**症例1**ではバンコマイシン投与を開始し，翌日になって血液培養からMSSA
（methicillin-susceptible *Staphylococcus aureus*：メチシリン感受性黄色ブドウ球菌）を検
出したため，確定治療としてセファゾリンへ変更・カテーテル抜去を行いました.

2 侵襲性カンジダ症とは？

症例2

　　2型糖尿病（HbA1c 10.2％）の59歳女性．重症COVID-19に罹患し，中心静脈カテーテ
ルを挿入し挿管管理のうえ，レムデシビル・トシリズマブを投与しステロイドパルス療法を行っ
た．呼吸状態は改善したが，長期臥床に伴う直腸潰瘍から出血が持続し，複数回IVRを行った
が改善せず，直腸周囲膿瘍を併発した．アンピシリン/スルバクタムを約1カ月間投与したが改
善に乏しく，腹腔鏡下人工肛門造設術を施行した．術後翌日に悪寒戦慄を伴う発熱があったた
め，院内発熱であることを考慮し「メロペン®＋バンコ」の投与を開始した．徐々に血圧低下を
きたし，その翌日に血液培養から*Candida albicans*を検出した….

IVR：interventional radiology（画像下治療）

表3 侵襲性カンジダ症のリスク因子

患者背景・免疫状態	バリア破綻	正常細菌叢の乱れ
・血液悪性腫瘍 ・固形臓器移植後 ・ステロイドや免疫抑制薬使用 ・抗がん薬の投与 ・長期のICU滞在	・中心静脈栄養 ・血液透析 ・腹部外科術後 ・急性壊死性膵炎 ・鼠径部への中心静脈カテーテル挿入	・広域抗菌薬使用 ・複数部位へのカンジダ定着

文献6より作成.

1) 押さえておきたいポイント

侵襲性カンジダ症は非常に死亡率の高い緊急疾患で，評価と治療を早急に行う必要があることを押さえましょう．また，診断が難しい病原体であることも重要です．血液培養の感度は21〜71％程度しかなく[6]，β-Dグルカンも万能ではないため臨床的に疑った場合は治療を先行させる場合もよく経験します．**血液培養から1セットでも生えようものなら，コンタミネーションとは判断せず必ず治療を開始してください．**

2) いつ疑うか？

診断の難しい病原体であるということは，臨床所見を参考に事前確率をいかに高く見積もられるかということが治療の鍵を握ります．一般に表3のリスク因子が知られ，このように分類して捉えると記憶しやすいです．特に免疫抑制状態，腹部外科術後，中心静脈栄養，広域抗菌薬投与歴などに注目してください．

3) 治療戦略

上記のようなリスク因子が複数ある場合，特に血行動態が不安定な症例においては先行治療を検討します．*Candida albicans* が約半数を占めますが，フルコナゾール耐性の *C.glabrata* や *C.krusei* といった菌種がおり，ファーストタッチである empiric therapy では**両者をカバーできるエキノキャンディン系抗真菌薬（ミカファンギン，カスポファンギンなど）を選択する**とよいでしょう．眼内炎評価など含めたカンジダ治療バンドルに沿って治療を行い，感染症科コンサルトが望ましいです（本稿では誌幅の都合もありカンジダ治療バンドルの詳細は触れませんので，ぜひ文献をご一読ください）[7].

> 処方例
> ミカファンギン（商品名：ファンガード®）
> ・投与法：ミカファンギン1回150 mgを24時間ごと投与.
> ・溶解法：生理食塩水100 mLに溶解.
> ・注意事項：**髄液・尿・眼球への移行性が悪い**．特にカンジダ血症は眼内炎を起こしやすいため，眼科診察で眼内炎と診断された場合は抗真菌薬選択含めて感染症科へ相談する.

感染巣

血流感染の疑い

患者背景

・ステロイド，トシリズマブ
・CV 挿入
・中心静脈栄養
・腹部腸管術後
・長期抗菌薬

原因菌

皮膚に常在する CoNS，*S.aureus* に加えて
複数の侵襲性カンジダ症のリスクを有しており
抗菌薬はバンコマイシン＋ミカファンギンを選択する

図3 症例2における感染症診療のトライアングル

4）症例2ではどう考える？

❶ 感染症診療のトライアングルを考える

患者背景の把握が重要な症例です．図3のように複数のリスク因子が存在します．ほかの熱源を検索する努力を怠ってはいけませんが，示唆する所見に乏しく血流感染の可能性があります．

❷ 原因菌を考えて抗菌薬を選ぶ

CoNSや*S.aureus*を想定しバンコマイシンを選択し，待てない状況であればミカファンギンの投与を開始します．同時にグラム陰性桿菌に対する抗菌薬を追加すべき状況になることも多いです．症例2ではよく考えずメロペネム＋バンコマイシンを投与してしまい，想定すべき*C. albicans*をカバーできていませんでした．抗菌薬中止・中心静脈カテーテル抜去を行い，ミカファンギン150 mg/日の投与を開始しました．

引用文献

1）Mermel LA, et al：Clinical practice guidelines for the diagnosis and management of intravascular catheter-related infection：2009 Update by the Infectious Diseases Society of America. Clin Infect Dis, 49：1-45, 2009（PMID：19489710）

2）Wisplinghoff H, et al：Nosocomial bloodstream infections in US hospitals：analysis of 24,179 cases from a prospective nationwide surveillance study. Clin Infect Dis, 39：309-317, 2004（PMID：15306996）

3）Safdar N & Maki DG：Inflammation at the insertion site is not predictive of catheter-related bloodstream infection with short-term, noncuffed central venous catheters. Crit Care Med, 30：2632-2635, 2002（PMID：12483050）

4）Rijnders BJ, et al：Watchful waiting versus immediate catheter removal in ICU patients with suspected catheter-related infection：a randomized trial. Intensive Care Med, 30：1073-1080, 2004（PMID：14999442）

5）Calò F, et al：Catheter-related bloodstream infections：predictive factors for Gram-negative bacteria aetiology and 30 day mortality in a multicentre prospective cohort. J Antimicrob Chemother, 75：3056-3061, 2020（PMID：32688386）

6）Kullberg BJ & Arendrup MC：Invasive Candidiasis. N Engl J Med, 373：1445-1456, 2015（PMID：26444731）

7）Takesue Y, et al：Management bundles for candidaemia：the impact of compliance on clinical outcomes. J Antimicrob Chemother, 70：587-593, 2015（PMID：25326087）
　↑本文にはカンジダ血症バンドルを記載していないため，ぜひご一読ください．

■ 参考文献・もっと学びたい人のために

1）Maki DG, et al：The risk of bloodstream infection in adults with different intravascular devices：a systematic review of 200 published prospective studies. Mayo Clin Proc, 81：1159-1171, 2006（PMID：16970212）

2）Bell T & O'Grady NP：Prevention of Central Line-Associated Bloodstream Infections. Infect Dis Clin North Am, 31：551-559, 2017（PMID：28687213）

3）O'Grady NP, et al：Guidelines for the prevention of intravascular catheter-related infections. Clin Infect Dis, 52：e162-e193, 2011（PMID：21460264）

4）Pappas PG, et al：Clinical Practice Guideline for the Management of Candidiasis：2016 Update by the Infectious Diseases Society of America. Clin Infect Dis, 62：e1-50, 2016（PMID：26679628）

Profile

大内田良真（Ryoma Ouchida）

飯塚病院 総合診療科
飯塚に来て早5年が経過しました．総合診療をベースに感染症や医学教育に興味をもって日々鍛錬しています．Patient firstの気持ちで，習得した知識や技術を患者へ還元していきたいと考えています．

Book Information

発行 ⑨羊土社

抗菌薬ドリル　実践編
臨床現場で必要な力が試される
感染症の「リアル」問題集

羽田野義郎／編

● 大好評の「抗菌薬ドリル」，第2弾！解くほど現場感覚の身につく珠玉の80問！
● 今回は実際に出会う疾患・シーン別の考え方を学べる問題を収録．

□ 定価3,960円(本体3,600円+税10%)　□ B5判　□ 245頁　□ ISBN 978-4-7581-1866-8

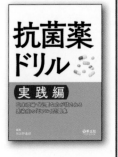

【各論】
皮膚軟部組織感染症
その感染，表在とみるか，深部とみるか

沖中友秀

① 皮膚軟部組織感染症では，病変がどの深さにあるのかを意識する

② 蜂窩織炎では，2大原因菌を想定し，初期抗菌薬はセファゾリンを選択する

③ 壊死性軟部組織感染症は，緊急かつ致死的な疾患のため，広域抗菌薬での治療開始
　 も許容されるが，抗菌薬開始前には必ず血液培養を提出する

■ はじめに

　　皮膚軟部組織感染症は日常診療で最も遭遇する感染症の1つです．皮膚軟部組織感染症では「深さ」を意識します（図1）．感染の主座が今，どの深さの臓器にあるのかにフォーカスを当ててください．表皮や真皮で留まっているようなら丹毒，皮下組織まで及んでいれば蜂窩織炎，さらに浅層筋膜まで達しているのであれば壊死性軟部組織感染症というように，どの深さまで感染しているかで重症度や治療期間が異なります．また，関節近傍の皮膚軟部組織感染症であれば関節内に感染が波及していないか，仙骨部褥瘡感染であれば骨まで感染が到達していないかに注意します．

1 蜂窩織炎

症例1

　　40歳男性．足白癬の治療歴があるが，途中で治療を自己中断し放置していた．2日前から右下腿の発赤・腫脹・疼痛を自覚し，1日前から発熱を認めるようになった．その後，発赤部位の拡大と疼痛の増悪があり，救急外来を受診した．右下腿は浮腫状に腫脹し，皮疹の境界は不明瞭であった．蜂窩織炎と診断し，入院のうえ，セファゾリンで治療し症状の改善が得られた．

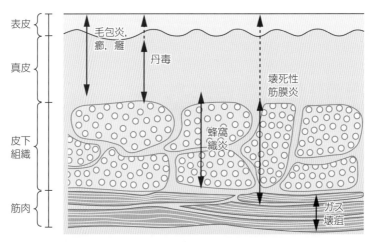

図1 感染の深さによる皮膚軟部組織感染症の分類
文献1より引用.

1) 病変の深さを予想するには，皮疹の境界線に注目する

　皮膚は，表面から，表皮・真皮・皮下組織の3層で構成されています．湿疹や白癬など表皮に病変が存在する場合，皮疹の表面はザラザラした性状をしています．一方，真皮や皮下組織に病変がある場合，皮疹の表面は，特に正常皮膚と大きく変わりありません．それでは，病変が真皮あるいは皮下組織にある場合の鑑別はどうすればよいでしょうか．答えは，「皮疹の境界に着目する」です．**境界が明瞭であれば真皮，不明瞭であれば皮下組織に病変の主座があります．そのため，皮疹の境界をみることで，ある程度深さを予想することができます．**皮疹の診かたについて，より詳細に学びたい方は，「誰も教えてくれなかった皮疹の診かた・考えかた」（医学書院）[2]を一読ください．

　蜂窩織炎では皮膚の発赤，腫脹，熱感，疼痛，発赤部位に一致した圧痛がみられ，患肢側のリンパ節腫脹を伴うこともあります．真皮から皮下組織にかけて病変が存在し，発赤の境界線が不明瞭になります．

　蜂窩織炎を起こしやすい患者背景として，リンパ浮腫，肥満，足白癬や外傷などによる皮膚のバリア障害といったものがあげられます[3]．

2) 原因菌を考えて抗菌薬を選ぶ（表1）

　蜂窩織炎の2大原因菌はメチシリン感受性黄色ブドウ球菌（methicillin-susceptible *Staphylococcus aureus*：MSSA）とβ溶血性レンサ球菌です．蜂窩織炎では，検体採取が困難であることや血液培養陽性率も2～8％[4]と少ないことから，原因菌の特定に至らないこともありますが，市中発症の蜂窩織炎では，ファーストタッチから上記の2大原因菌をカバーできるセファゾリンを選択します．

　では，アンピシリンはダメでしょうか．確かに，アンピシリンはβ溶血性レンサ球菌に有効ですが，黄色ブドウ球菌の多くがペニシリナーゼ産生株のため，アンピシリンでは黄

表1 蜂窩織炎治療の処方例

	一般名	商品名	投与量	投与回数	治療日数
注射薬	セファゾリン	セファメジン®α	1回2 g	8時間ごと	5〜7日間
	アンピシリン/スルバクタム	スルバシリン®	1回3 g	6時間ごと	5〜7日間
	クリンダマイシン	ダラシン®S	1回600 mg	8時間ごと	5〜7日間

文献5を参考に作成.

感染巣
皮下組織

患者背景
市中発症の若年男性
足白癬

原因菌
MSSAとβ溶血性レンサ球菌を想定して,
抗菌薬はセファゾリンを選択する.

図2 症例1（蜂窩織炎）の感染症診療のトライアングル

色ブドウ球菌をカバーできない可能性があります. そのため, セファゾリンアレルギーがあり, ペニシリン系抗菌薬を使用する場合, アンピシリン/スルバクタムのような, βラクタマーゼ阻害薬が配合されたものを選択します. このほか, ペニシリンアレルギーが存在する場合の代替薬として, クリンダマイシンを覚えておくとよいでしょう.

メチシリン耐性黄色ブドウ球菌（methicillin-resistant *Staphylococcus aureus*：MRSA）のカバーは必要ないのかと疑問に思う人もいるかもしれませんが, MRSAが原因の蜂窩織炎は市中感染では多くありません. また, 蜂窩織炎の外来治療において, MRSAを初期からカバーしてもしなくても, 治療効果に有意差はみられなかったという報告もあり[6], 敗血症性ショックなどの重症例を除いて, 初期からMRSAをカバーする必要はありません.

症例1の処方例
セファゾリン（セファメジン®α）1回2 g（生理食塩水100 mLに溶解）8時間ごと
1回あたり30分以上かけて投与

3） 感染症診療のトライアングルを考える

症例1の感染症トライアングルは図2のようになります.

4） 蜂窩織炎のマネージメント

蜂窩織炎を疑った場合, まず皮疹が関節に及んでいないかをチェックします. 皮疹が関節にかかっている場合は化膿性関節炎, 滑液包炎, 痛風などの可能性がないか吟味する必要があります. また, Sweet病や薬疹など非感染症の可能性についても頭の片隅にとどめておきます. 病歴と身体所見から蜂窩織炎と診断した場合, 免疫不全者, 動物咬傷, 敗血症を疑う病態があれば, 抗菌薬開始前に積極的に血液培養を提出するようにしています.

そして，著者は皮下膿瘍の合併や深部静脈血栓症を除外する目的でエコー検査を実施しています．膿瘍合併例ではドレナージについて考慮する必要があり，血栓があれば抗血栓療法の適応について議論になるからです．また，抗菌薬治療と並んで重要なのがRICE（rest：安静，icing：冷却，comprcssion：圧迫，elevation：挙上）で，抗菌薬投与と並行して行います．さらに，**症例1**の場合，足白癬が菌の侵入門戸になった可能性が高いと考えられるため，二次予防として，足白癬の治療も忘れずに行います．

> **ここがポイント**
>
> 蜂窩織炎はただ治療して終わりではない．二次予防にも目を向け，足白癬があれば徹底的に治す！

2 壊死性軟部組織感染症

症例2

脊髄損傷によりADLは車椅子レベルの80歳女性．体重50 kg．2型糖尿病で治療中だったが，HbA1cは9％台とコントロール不良であった．1カ月前まで肺炎で入院歴あり．特に誘引なく臀部の疼痛と腫脹を自覚し，救急外来を受診した．臀部に発赤と，見た目とは不釣り合いの激しい疼痛がみられた．また，敗血症性ショック，DICを合併していた．すぐに皮膚科にコンサルトし，試験切開を実施したところ，壊死病変が筋膜にまで及んでいる所見がみられ，NSTIと診断した．病変部のグラム染色でブドウ状GPC，レンサ状GPC，腸内細菌目細菌を疑う太めのGNR，嫌気性菌を疑う染色性が薄くて細めのGNRなど多菌種が確認できた．また，創部からは異臭も認めた．ICUで全身管理を行い，抗菌薬投与と壊死組織の広範なデブリードマンにより全身状態は改善した．後に，培養からMSSA，B群β溶血性レンサ球菌，pan-sensitiveの大腸菌，偏性嫌気性菌が同定されたため，抗菌薬は感受性結果よりアンピシリン/スルバクタムにde-escalationした．

DIC：disseminated intravascular（播種性血管内凝固症候群）
NSTI：necrotizing soft tissue infection（壊死性軟部組織感染症）
GPC：gram positive coccus（グラム陽性球菌）
GNR：gram negative rods（グラム陰性桿菌）

1）「何かおかしい」という感覚を大事にする

壊死性軟部組織感染症（necrotizing soft tissue infection：NSTI）の病変は真皮，皮下組織，浅層筋膜，深層筋膜，筋肉にまでおよびますが，主に皮下組織や浅層筋膜を中心とした壊死性病変を形成します．そのため，CK値正常のNSTIもよく経験します．NSTIの早期診断に有用なツールであるLRINEC（Laboratory Risk Indicator for Necrotizing Fasciitis）スコアにも，CK値は含まれていません．

NSTIも蜂窩織炎と同様に皮疹の境界線は不明瞭になります（図3）．しかし，一見すると蜂窩織炎のようにみえても，時間単位で急速に進行する皮膚病変，外観とは不釣り合いの激しい疼痛，皮疹の範囲を超えた圧痛や硬結，組織内のガス産生を示す握雪感，皮膚壊

A) 蜂窩織炎   B) NSTI

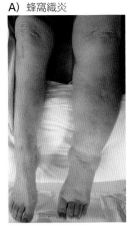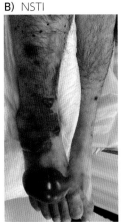

図3 蜂窩織炎とNSTIの比較

表2 NSTI治療の処方例

一般名		商品名	投与量	投与回数
【Type I】				
・メロペネム		メロペン®	1回1 g	8時間ごと
・ピペラシリン/タゾバクタム（上記抗菌薬±バンコマイシン）		ゾシン®	1回4.5 g	6〜8時間ごと
		バンコマイシン	体重や腎機能に応じて適宜調整	
【Type II】				
黄色ブドウ球菌	・バンコマイシン（MRSAの場合）	バンコマイシン	体重や腎機能に応じて適宜調整	
	・セファゾリン（MSSAの場合）	セファメジン®α	1回2 g	8時間ごと
A群β溶血性レンサ球菌	・ペニシリンG	ペニシリンG	1回200〜400万単位	4〜6時間ごと
	+クリンダマイシン	ダラシン®S	1回600 mg	8時間ごと

文献4を参考に作成.

死や斑状出血，紫斑，水疱の出現，ショックや多臓器不全などの全身症状は，NSTIが強く示唆されるため注意が必要です[5]. 普段経験する蜂窩織炎とは何か違うという感覚がとても重要です.

2）原因菌を考えて抗菌薬を選ぶ（表2）

NSTIは緊急かつ致死的な疾患です. 原因菌が複数菌の場合はType I，単一菌の場合はType IIと分類されています[7]. Type I では，高齢者，糖尿病，悪性腫瘍，免疫抑制薬，術後患者などがリスク因子となり，好気性菌と嫌気性菌による混合感染が多いのが特徴です. すなわち，抗菌薬はレンサ球菌や黄色ブドウ球菌などのGPC，腸内細菌目細菌などのGNR，偏性嫌気性菌などをターゲットにし，ファーストタッチではメロペネムやピペラシリン/タゾバクタム，これらに加えてバンコマイシンなどを検討します. Type II では，特に年齢や併存疾患とは関係なく発症し，A群β溶血性レンサ球菌や黄色ブドウ球菌が原因菌とし

患者背景
高齢女性
コントロール不良の 2 型糖尿病
1 カ月前の入院歴

感染巣
皮下組織〜筋膜

原因菌
グラム染色所見から，原因菌として MRSA,
β溶血性レンサ球菌，ESBL 産生菌，
偏性嫌気性菌を想定して，抗菌薬はメロペネム
＋バンコマイシン＋クリンダマイシンを選択する.

図4 症例 2（NSTI）の感染症診療のトライアングル

て多いため，これらを治療対象としバンコマイシンやセファゾリン，ペニシリン G などが検討されます.

症例2では，敗血症性ショックと DIC を合併しており重症であることがわかります. グラム染色で多菌種が確認できたため Type Ⅰ の NSTI に分類され，さらに 1 カ月前の入院歴という耐性菌リスクも有していました. 初期抗菌薬は，ブドウ状 GPC に対して，MRSA まで考慮しバンコマイシンを，レンサ状 GPC と GNR に対して，β溶血性レンサ球菌・腸内細菌目細菌・偏性嫌気性菌を想定し，腸内細菌目細菌は基質特異性拡張型βラクタマーゼ（extended spectrum beta-lactamase：ESBL）産生菌まで考慮しメロペネムを選択しました. クリンダマイシンは，β溶血性レンサ球菌が産生する毒素産生抑制効果，M 蛋白合成阻害による貪食作用の亢進効果を期待して併用としました. 特に，A 群β溶血性レンサ球菌感染症患者では，クリンダマイシンを併用することで死亡率を改善させる可能性が示唆されています[8].

症例2の処方例
・バンコマイシン 初回のみ 1 回 1,500 mg（生理食塩水 250 mL に溶解） 1 回あたり 2 時間以上かけて投与，維持量として 1 回 1,000 mg（生理食塩水 100 mL に溶解）12 時間ごと 1 回あたり 1 時間以上かけて投与
投与 3 日目のバンコマイシン投与直前に採血でバンコマイシンの血中濃度を測定
・メロペネム（メロペン®） 1 回 1 g（生理食塩水 100 mL に溶解） 8 時間ごと 1 回あたり 30 分以上かけて投与
・クリンダマイシン（ダラシン®S） 1 回 600 mg（生理食塩水 100 mL に溶解） 8 時間ごと 1 回あたり 30 分以上かけて投与

3）感染症診療のトライアングルを考える

症例2の感染症トライアングルは図4のようになります.

4）NSTI のマネージメント

NSTI は外科的デブリードマンが必須です. また，診断には筋膜壊死の証明が重要であり，試験切開や finger test などが有用とされています. 画像検査はあくまでも診断の補助でしかなく，それに固執して試験切開や外科的デブリードマンが遅れることがあってはな

りません．NSTIは外科的デブリードマンや原因菌に対して有効な抗菌薬投与が遅れるほど死亡率が上昇するため[9]，NSTIを疑った場合，すぐに上級医に相談し，適切な診療科へのコンサルト，あるいは他院への搬送を考慮すべきです．

　初期抗菌薬選択では原因菌の想定が重要であり，そのためには局所検体のグラム染色が最も有効です．しかし，診療体制や設備によって，すぐにグラム染色を確認できない場合もあり，広域抗菌薬で治療が開始されることも多いです．一方で，原因菌判明後，抗菌薬を原因菌に応じて適切に狭域化できた割合は40％であったという報告もあり[10]，初期治療として使用した広域抗菌薬を長期間投与せざるをえず，微生物の耐性化が懸念されます．初期抗菌薬に広域抗菌薬を選択したとしても，適切にde-escalationすることを念頭におき，血液培養，局所検体，術中検体まで忘れずに採取してください．

 ここがポイント

　NSTIの初期抗菌薬選択では広域抗菌薬も許容されるが，後に適切にde-escalationできるように，確実に検体を採取する！

おわりに

　皮膚軟部組織感染症のなかで，遭遇する頻度の高い蜂窩織炎と致命的になりうるNSTIの初期診療について解説しました．特に，NSTIでは，皮膚科や形成外科など他科との円滑な連携が不可欠です．ストレスなくコンサルトするための土台作りは，日頃のコミュニケーションからはじまっています．

引用文献

1）「あたらしい皮膚科学 第2版」（清水 宏/著），中山書店，2011
2）「誰も教えてくれなかった皮疹の診かた・考えかた」（松田光弘/著），医学書院，2022
3）Raff AB & Kroshinsky D：Cellulitis：A Review. JAMA, 316：325-337, 2016（PMID：27434444）
4）Gunderson CG & Martinello RA：A systematic review of bacteremias in cellulitis and erysipelas. J Infect, 64：148-155, 2012（PMID：22101078）
5）Stevens DL, et al：Practice guidelines for the diagnosis and management of skin and soft tissue infections：2014 update by the Infectious Diseases Society of America. Clin Infect Dis, 59：e10-e52, 2014（PMID：24973422）
6）Pallin DJ, et al：Clinical trial：comparative effectiveness of cephalexin plus trimethoprim-sulfamethoxazole versus cephalexin alone for treatment of uncomplicated cellulitis：a randomized controlled trial. Clin Infect Dis, 56：1754-1762, 2013（PMID：23457080）
7）Stevens DL & Bryant AE：Necrotizing Soft-Tissue Infections. N Engl J Med, 377：2253-2265, 2017（PMID：29211672）
8）Babiker A, et al：Effectiveness of adjunctive clindamycin in β-lactam antibiotic-treated patients with invasive β-haemolytic streptococcal infections in US hospitals：a retrospective multicentre cohort study. Lancet Infect Dis, 21：697-710, 2021（PMID：33333013）
9）Wong CH, et al：Necrotizing fasciitis：clinical presentation, microbiology, and determinants of mortality. J Bone Joint Surg Am, 85：1454-1460, 2003（PMID：12925624）

10) Guo Y, et al：De-escalation of empiric antibiotics in patients with severe sepsis or septic shock：A meta-analysis. Heart Lung, 45：454-459, 2016（PMID：27340006）

Profile

■ 沖中友秀（Tomohide Okinaka）

飯塚病院 感染症科 感染症専門医
今，興味がある事柄：Tropical Medicine，子育て，アニメ鑑賞
メッセージ：レジデントノートの熱心な読者であった自分が，執筆という形でレジデントノートにかかわることができ大変光栄に思います．今回解説した知識が，何か1つでも皆さんの臨床の現場で役立つものとなれば幸いです.

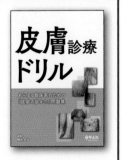

【各論】

免疫不全の初期対応

どこの免疫不全か…わかってる？

帆足公佑

① 免疫機構のどこに異常があるのかを把握する

② 背景疾患と治療内容から患者さんの免疫状態を把握する

③ 予防的抗微生物薬から患者さんの免疫状態と原因菌を考える

▮ はじめに

　"免疫不全" という言葉は非常に曖昧で，感染症を起こしやすそう，重症化しそう，どうしてよいかわからない，などさまざまな意見を耳にします．免疫機構は複雑で，免疫不全という言葉だけでは表現できませんし，診療の意思決定にも寄与しません．患者さんの免疫機構の破綻部分に対応した原因菌の疫学を知ることが重要です．本稿では，症例をベースに免疫不全患者の感染症の読み解き方を概説します．

> **症 例**
>
> 　56歳男性．急性骨髄性白血病（AML）に対して寛解導入療法後，地固め療法の2コース目（高用量シタラビン療法）を開始した．治療開始後7日目に口腔粘膜炎を認めた．10日目には白血球120/μL（好中球10/μL），ヘモグロビン6.7 g/dL，血小板1.5万/μLと著明な汎血球減少を呈した．肝・腎機能障害は認めず，CRP 14.3 mg/dLと上昇していた．同日に腋下温39.6℃の発熱・悪寒戦慄をきたし，病棟より連絡があった．診察時，舌・頬粘膜に疼痛を伴う多数のびらんがみられた．また，ここ数日頻回の水様下痢を認めていた．診察上はその他の異常はみられなかった．患者さんは右内頸静脈に中心静脈カテーテルが留置され，レボフロキサシンとポサコナゾールを予防内服していた．

AML：acute myeloid leukemia

1 免疫不全があるか？ そのなかでもどのような免疫不全か？

免疫不全はある程度区分けと定量化ができます．今回の患者さんはAMLに対する化学療法中で誰がどう見ても免疫不全がありますが，一体どのような免疫不全があり，どう対応すればよいのでしょうか．

1）自然免疫の異常？ 獲得免疫の異常？

免疫機構は大きく自然免疫と獲得免疫に大別されます．臨床的には前者の異常を物理的バリアの破綻と好中球減少，後者の異常を細胞性免疫と液性免疫の低下に分けると理解しやすいです（表1）[1].

❶ 自然免疫

物理的バリアの破綻は一般的に皮膚や粘膜バリアの破綻を示し，末梢静脈ルート確保などの医療手技，外科手術，化学療法などにより起こります．好中球減少のほとんどは薬剤性，そのなかでも化学療法で起こることが多く，迅速な対応がなければ重症感染症を引き起こしますので，注意が必要です．

❷ 獲得免疫

液性免疫・細胞性免疫の低下も薬剤性が多く，一部の特殊な抗がん薬や免疫抑制薬などで起こります．液性免疫が低下すると肺炎球菌，髄膜炎菌，インフルエンザ桿菌などの莢膜被包菌による急速進行性の重症感染症を起こすことがあります．一方，細胞性免疫低下状態で関与する微生物は多様で，原疾患，薬剤の種類・投与期間などにより異なりますので，幅広い知識と高い経験値を要します．

2）症例の患者さんの免疫状態は？

AMLの治療経過でまず考えるべき免疫不全は"好中球減少"です．日本臨床腫瘍学会は「腋下温37.5℃以上の発熱があり，好中球数< 500/μL，または< 1,000/μLで48時間以内に< 500/μLになることが予測される状態」を発熱性好中球減少症（febrile neutrope-

表1 臨床的免疫不全の分類

免疫機構	異常	関連因子
自然免疫	物理的バリアの破綻	デバイス留置，外傷，外科手術，化学療法など
	好中球減少	主に化学療法
獲得免疫	細胞性免疫の低下	一部の化学療法，免疫抑制薬，ステロイドなど 一部の疾患
	液性免疫の低下	一部の化学療法，脾臓摘出後 一部の疾患

nia：FN）と定義しています[2]．FNは悪性腫瘍患者における内科的エマージェンシーであり，迅速な抗菌薬開始が必要です．そのなかでも，AMLの寛解導入療法や地固め療法は好中球数が100/μL以下の状態が7日以上持続します．これは米国感染症学会のガイドラインでは"prolonged and profound neutropenia（長期・高度好中球減少）"というFNに至りやすい高リスクな状況とされ，一般細菌に加えて抗菌薬不応の発熱が持続する場合は真菌感染症の関与も考えなければなりません[3]．反対に低リスクとは比較的短期間かつ軽度の好中球減少をきたす状況で，固形腫瘍の化学療法の多くが該当します．

　症例の患者さんはFNの定義にあてはまることに加え，舌・頬粘膜のびらんや頻回の水様下痢があり，口腔・腸管粘膜炎を起こしているほか中心静脈カテーテルが留置されていることから"物理的バリアの破綻"もあります．

2 血液疾患患者でチェックすべきポイント

1）原疾患とそれに対する治療は何か

　患者さんの原疾患やそれに対する治療内容により関与する微生物は異なります（表2）．疾患・治療レジメンは非常に多様ですので，今回はAMLを軸に説明します．AMLは顆粒球系芽球のクローナルな増殖が主病態ですので，自然免疫が破綻しています．さらに化学

表2　血液疾患で遭遇する頻度の高い感染症とその予防

発症リスクのある感染症	関与する微生物	治療法	予防的抗微生物薬	予防が考慮される状況
限局性もしくは播種性帯状疱疹	水痘・帯状疱疹ウイルス	アシクロビル点滴静注もしくは内服，バラシクロビル内服など	アシクロビル内服	同種造血幹細胞移植，急性リンパ芽球性白血病，慢性リンパ性白血病，移植片対宿主病など
単純疱疹	単純ヘルペスウイルス	アシクロビル点滴静注もしくは内服，バラシクロビル内服など	アシクロビル内服	同種造血幹細胞移植，急性リンパ芽球性白血病，慢性リンパ性白血病，多発性骨髄腫，移植片対宿主病など
ニューモシスチス肺炎	ニューモシスチス・イロベチイ	ST合剤など	ST合剤など	同種造血幹細胞移植，急性リンパ芽球性白血病など
侵襲性真菌感染症	カンジダ属，アスペルギルス属など	各種感染臓器・微生物に準ずる	アゾール系抗真菌薬，キャンディン系抗真菌薬など	同種造血幹細胞移植，AML，急性リンパ芽球性白血病，移植片対宿主病など
細菌感染症	各種感染臓器に準ずる	各種感染臓器・微生物に準ずる	レボフロキサシン内服など	同種造血幹細胞移植，AML，急性リンパ芽球性白血病，移植片対宿主病など
サイトメガロウイルス感染症	サイトメガロウイルス	ガンシクロビル，ホスカルネットなど	ガンシクロビル，レテルモビルなど　※または先制治療を用いる	同種造血幹細胞移植

文献4を参考に作成．

療法で使用される薬剤の多くは"殺細胞性抗がん薬"という古典的な抗がん薬（アントラサイクリン，代謝拮抗薬など）であり，著明な好中球減少をきたします．一方で，同じ白血病でも急性リンパ芽球性白血病はリンパ系芽球のクローナルな増殖が主病態ですので，より獲得免疫に影響が出ますし，治療レジメンは殺細胞性抗がん薬に加えて長期間の高用量ステロイドや高用量メトトレキサートが含まれることも多く，化学療法に伴う著明な好中球減少もありますが，それに加えて液性・細胞性免疫の低下も考慮しなければなりません[5]．

2）予防的抗微生物薬は何を使用しているか

疾患・治療ごとに予防的抗微生物薬の種類はある程度決まっており，把握しておくことで原因菌の検討に役立ちます．免疫状態が見積もれなくとも，予防的抗微生物薬を確認することで患者さんに起こりやすい感染症を類推することができます．AMLの場合は長期・高度好中球減少が主たる病態となり，細菌・真菌感染症を減少させるエビデンスのあるフルオロキノロン系抗菌薬とアゾール系抗菌薬，今回はレボフロキサシンとポサコナゾールが選択されています[6, 7]．レボフロキサシンはグラム陽性球菌，グラム陰性桿菌のいずれもカバーしますが，耐性菌も多く，すり抜ける微生物についての検討を要します．一方でポサコナゾールは，最も分離頻度の高い酵母であるカンジダ属や，糸状菌であるアスペルギルス属をおおむねカバーするため，侵襲性真菌感染症の可能性は下がります．ニューモシスチス肺炎も真菌感染症ですが，AMLではその頻度は高くなく，ST合剤などの予防的抗微生物薬を使用することは稀です．しかし，意外と多いとする意見もあり[8]，鑑別には入れておくべきでしょう．

 ここがポイント
予防的抗微生物薬でカバーされない微生物を把握しましょう．

3 感染症診療のトライアングルを考える

これまでの情報をもとに感染症診療のトライアングルを考えてみましょう（図）．まず患者背景は，AMLで地固め療法中のため，長期・高度好中球減少の状態です．さらに口腔・腸管粘膜炎，中心静脈カテーテル留置で物理的バリアの破綻も伴い，自然免疫が高度に抑制されています．これらの患者背景から想定すべき感染臓器は，口腔・腸管粘膜障害を侵入門戸とした血流感染症と，カテーテル関連血流感染症です．最後に原因菌ですが，口腔・腸管に存在する微生物は多様であり，多くの偏性嫌気性菌や腸内細菌目細菌，口腔内レンサ球菌，カンジダ属などが関与します．カテーテル関連血流感染症の原因菌はコアグラーゼ陽性・陰性ブドウ球菌以外にもグラム陰性桿菌が多く，特に偏性好気性菌であり医療曝露の多い患者さんに関与する緑膿菌を含むブドウ糖非発酵菌も考えなければなりません[9]．なお，グラム陰性桿菌の薬剤耐性の傾向は地域・施設・病院機能などに大きく依存するため，院内アンチバイオグラムを確認しましょう．

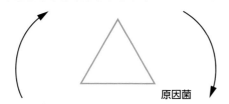

感染臓器

・口腔・腸管粘膜障害を侵入門戸とした血流感染症
・カテーテル関連血流感染症

患者背景

好中球減少 ┃{ ・AML
・地固め療法中,
　長期・高度好中球減少

物理的
バリアの破綻 ┃{ ・口腔・腸管粘膜炎
・中心静脈カテーテル留置

原因菌

コアグラーゼ陽性・陰性ブドウ球菌

グラム陰性桿菌 ┃{ 腸内細菌目細菌
口腔内レンサ球菌
横隔膜上・下の偏性嫌気性菌
ブドウ糖非発酵菌

カンジダ属およびその他酵母菌

図 本症例における感染症診療のトライアングル

4 原因菌を考えて抗菌薬を選ぶ

　FNの経験的治療として,米国感染症学会はセフェピム,カルバペネム(メロペネム,イミペネム/シラスタチン),ピペラシリン/タゾバクタムを推奨しています[2].特に*Bacteroides fragilis*を含む横隔膜下の偏性嫌気性菌を考えるのであればファーストタッチでピペラシリン/タゾバクタムもしくはカルバペネムを選択するのがよいでしょう.また,メチシリン耐性ブドウ球菌などをカバーするためにバンコマイシンを併用することがありますが,経験的治療にバンコマイシンを加えることによる臨床アウトカムの改善は多くの研究でみられておらず,米国感染症学会はルーチンでのバンコマイシン併用は推奨していません[3, 10].しかし,本症例では重度の好中球減少と粘膜炎があるため口腔内常在菌のなかでも緑色レンサ球菌による重症感染症は注意を要し,βラクタム系抗菌薬耐性頻度も高くバンコマイシンの追加も考慮されます[11].よって,私は下記を選択しました.

処方例

ピペラシリン/タゾバクタム (タゾピペ®) 1回4.5 mg 1日4回
バンコマイシン 腎機能・体重を考慮した用法用量
・投与方法:中心静脈カテーテルから点滴静注
・溶解方法:ピペラシリン/タゾバクタムは100 mLの生理食塩水に溶解し1時間かけて投与する.バンコマイシンは血管炎リスク低減のため6 mg/mL程度以下に希釈する.また関連輸注反応(p.29も参照)のリスク低減のため,1,000 mgごとに1時間かけて投与する(例:2,000 mgを2時間かけて投与).

- 注意事項：両薬剤を併用することにより腎機能障害の頻度が増加する可能性がある[12]．悪性腫瘍患者における緑色レンサ球菌感染症はβラクタム系抗菌薬の耐性頻度が高く，重症化しやすい．

症例のつづき

　抗菌薬開始前に採取した血液培養2/2セットから8連程度のレンサ球菌がみられ，最終的に*Streptococcus mitis*単一菌種のみが発育した．ペニシリン系，セファロスポリン系抗菌薬に非感性であったため，ペニシリン結合タンパク質の異常が耐性機序に関与していることが想定された[11]．バンコマイシンとFN下での腸管粘膜炎を想定した標的治療としてのピペラシリン/タゾバクタムの併用で適切と考え，両薬剤を継続とした．

■ おわりに

　免疫不全患者の感染症は馴染みがなく敬遠されがちです．しかし，感染症診療における原則は同じであり，疾患ごとの特性を系統的に学べば対応可能です．今回は地固め療法中のAML患者の発熱に対する考え方を軸に免疫不全患者の感染症診療の概要について述べました．あとは実際の症例を通して一つひとつ考察し身につけていくだけですので，これを機に免疫不全患者の感染症について興味をもっていただければ幸いです．

■ 引用文献

1）Manna PR, et al：Healthy Immunity on Preventive Medicine for Combating COVID-19. Nutrients, 14：doi:10.3390/nu14051004, 2022（PMID：35267980）

2）「発熱性好中球減少症（FN）診療ガイドライン改訂第2版」（日本臨床腫瘍学会/編），南江堂，2017

3）Freifeld AG, et al：Clinical practice guideline for the use of antimicrobial agents in neutropenic patients with cancer：2010 update by the infectious diseases society of america. Clin Infect Dis, 52：e56-e93, 2011（PMID：21258094）

4）National Comprehensive Cancer Network：Prevention and Treatment of Cancer-Related Infections. 2022 https://www.nccn.org/guidelines/guidelines-detail?category=3&id=1457

5）Sugiura I, et al：Dasatinib-based 2-step induction for adults with Philadelphia chromosome-positive acute lymphoblastic leukemia. Blood Adv, 6：624-636, 2022（PMID：34516628）

6）Owattanapanich W & Chayakulkeeree M：Efficacy of levofloxacin as an antibacterial prophylaxis for acute leukemia patients receiving intensive chemotherapy：a systematic review and meta-analysis. Hematology, 24：362-368, 2019（PMID：30880638）

7）Cornely OA, et al：Posaconazole vs. fluconazole or itraconazole prophylaxis in patients with neutropenia. N Engl J Med, 356：348-359, 2007（PMID：17251531）

8）Paterno G, et al：Pneumocystis jirovecii pneumonia in patients with previously untreated acute myeloid leukaemia. Mycoses, 65：233-238, 2022（PMID：34883533）

9）Weiner LM, et al：Antimicrobial-Resistant Pathogens Associated With Healthcare-Associated Infections：Summary of Data Reported to the National Healthcare Safety Network at the Centers for Disease Control and Prevention, 2011-2014. Infect Control Hosp Epidemiol, 37：1288-1301, 2016（PMID：27573805）

10）Cometta A, et al：Vancomycin versus placebo for treating persistent fever in patients with neutropenic cancer receiving piperacillin-tazobactam monotherapy. Clin Infect Dis, 37：382-389, 2003（PMID：12884163）

11）Tunkel AR & Sepkowitz KA：Infections caused by viridans streptococci in patients with neutropenia. Clin Infect Dis, 34：1524-1529, 2002（PMID：12015700）

12）Hammond DA, et al：Systematic Review and Meta-Analysis of Acute Kidney Injury Associated with Concomitant Vancomycin and Piperacillin/tazobactam. Clin Infect Dis, 64：666-674, 2017（PMID：27940946）

Profile

帆足公佑（Kosuke Hoashi）

飯塚病院 血液内科
血液診療をしている感染症専門医です．東京都のがん研有明病院 感染症科でフェローシッププログラムを修了し，現在は福岡県の飯塚病院で血液内科診療をしています．当科では血液疾患の診療だけでなく，免疫不全患者の感染症についても学べます．興味のある方は hematology@aih-net.com までご連絡ください．「飯塚病院血液内科のブログ」も日々更新中です．

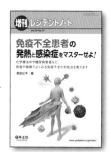

【各論】

切迫している感染巣不明

どんな状況にあっても原則を大切に

細川 旬

①感染巣不明な場合でも感染症診療のトライアングルに立ち返るべし

②初療からスペクトラムを意識した抗菌薬選択がその後の治療戦略にも重要である

③アミノグリコシド系抗菌薬は敗血症性ショックにおいて心強い抗菌薬である

はじめに

　　感染巣が不確定な状況では，ファーストタッチの抗菌薬選択に悩む場面は多いと思います．特に敗血症性ショックが疑われる患者さんの場合，状態が刻一刻と悪くなるような切迫した状況で数多ある抗菌薬のなかからどれが最適か腰を据えてゆっくりと考える時間はありません．本稿ではそんな「感染巣は不明だが，敗血症性ショックが疑わしく切迫している」状況で実際，どのような原因菌を想定するべきなのか，どのような抗菌薬の選択肢があるのか，どのくらいの用量で抗菌薬を開始したらよいのかなどを解説していきます．

症例1

　　既往のない，ADL自立した70歳女性．身長155 cm，体重50 kg．今まで入院歴や抗菌薬使用歴はなく手術歴もない．今回は前日から発熱と悪寒戦慄があり，本日から意識障害もみられたため救急搬送となった．来院時はGCS E2V2M5，体温38.6℃，血圧80/60 mmHg，心拍数110回/分・整，呼吸数24回/分，SpO2 96％（室内気）であり，初期診療で明らかな感染巣は指摘できなかった．すみやかに中心静脈路を確保しつつ蘇生輸液とノルアドレナリンによる昇圧を開始したが，輸液量が1,500 mL程度に達してもノルアドレナリンの必要量は増加したためバソプレシン併用を開始した．

症例2

　2型糖尿病，高血圧症，慢性心不全などが既往にある，ADL全介助の80歳男性．身長170 cm，体重70 kg．排尿障害のため尿道カテーテル永久留置となっており，今までに腎盂腎炎で複数回入院歴がある．以前の血液培養や尿培養ではESBL産生の腸内細菌目細菌が検出されている．今回は心不全の治療目的に入院していたが，入院7日目から発熱・悪寒戦慄・血圧低下がありDr. callがあった．来院時はGCS E1V2M5，体温38.2℃，血圧90/70 mmHg，心拍数114回/分・整，呼吸数24回/分，SpO2 98％（経鼻酸素2 L/分投与）であった．尿カテーテルを交換したところ混濁尿の排尿が多量にあった．血液検査では肝胆道系酵素とT-Bil上昇がみられた．すみやかに中心静脈路を確保しつつ蘇生輸液とノルアドレナリンによる昇圧を開始した．

ESBL：extendedspectrum β -lactamase（基質特異性拡張型βラクタマーゼ）

1　原則の「患者背景」「感染巣」「原因菌」に立ち返ることが大事

　2016年に改訂されたSepsis-3において，敗血症（Sepsis）は「感染症に対する制御不能な宿主生体反応に起因した生命を脅かすような臓器障害」と定義されました[1]．qSOFAはSSCG（世界敗血症診療ガイドライン）2021[2]において敗血症のスクリーニングとして推奨度が下がり，qSOFA＜2点でも敗血症が疑わしい場合はSOFAで臓器障害を評価し敗血症を診断します．

　さらに表1のような循環不全がある場合は敗血症性ショックと判断し蘇生を開始します．症例1，2では発熱や悪寒戦慄から何らかの感染症が疑われ，臓器障害を示唆する所見があることから敗血症が考えられました．また昇圧薬が必要な循環不全もあり敗血症性ショックが疑われる症例でした．敗血症と認識してから1時間以内に達成する項目として1-Hour Bundle（表2）があり，この項目には抗菌薬投与の開始が含まれています．今回の症例の

表1 敗血症性ショックの診断基準

十分な補液（細胞外液 30 mL/kg）をしているにもかかわらず

① MAP ≧ 65 mmHg 以上を維持するために血管作動薬が必要である
　かつ
② 血清乳酸値が 2 mmol（18 mg/dL）を超える

文献1より引用.

表2 敗血症を疑ったら1時間以内に達成する項目（1-Hour Bundle）

① 乳酸値＞2 mmol/L の場合は経時的な測定を行う
② 血液培養2セットを採取する
③ 広域抗菌薬を投与する
④ 低血圧もしくは乳酸値≧4 mmol/L の場合は晶質液 30 mL/kg を投与する
⑤ 輸液しても平均動脈圧≧65 mmHg なら昇圧薬を開始する

文献3より引用.

ような「感染巣は不明だが，敗血症性ショックが疑わしく切迫している」場合の抗菌薬選択の際も，原則の「患者背景」「感染巣」「原因菌」に立ち返ることが大事になります．特に「感染巣が不明」の場合には「患者背景」と「原因菌」の想定が重要です．

1) 感染巣

感染巣が不明な場合でも感染巣がどこかを探す努力を怠らないようにしましょう．実は齲歯があったり，点滴の刺入部に血栓性静脈炎があったり，靴下を脱がせたら足趾の潰瘍があったりするため，もう一度身体所見を head to toe で診察して見直すことが大事です．前述のほかにも表3に記載しているような「初期に局所臓器所見がはっきりしにくい細菌感染症」があることを念頭に診療するのもよいでしょう．原因菌特定のために検体採取できる感染巣はないか，感染源コントロールのためにドレナージできる感染巣はないか，という気持ちで診察しましょう．

2) 患者背景

疾患と抗菌薬は1対1対応ではないため，適切な抗菌薬の選択には特定の患者背景に応じた原因菌の推定が重要です．患者背景でも特に，耐性菌リスク（直近3カ月以内の広域抗菌薬曝露歴や病院・介護施設滞在），免疫不全（好中球減少症，細胞性免疫障害，液性免疫障害，解剖学的異常）の有無などは必ず確認するようにしましょう．その他にも表4に記載しているような基礎疾患，性交渉歴，職業歴，渡航歴，動物との接触歴などの確認も重要です．

表3 初期に局所臓器所見がはっきりしにくい細菌感染症のリスト

① 急性腎盂腎炎	⑥ **カテーテル関連血流感染**
② 急性前立腺炎	⑦ 肛門周囲膿瘍・痔瘻
③ 肝膿瘍	⑧ その他：髄膜炎性菌血症，サルモネラ，レプトスピラ，レジオネラ，ブルセラ　など
④ **急性胆管炎，急性胆囊炎**	
⑤ **感染性心内膜炎，感染性動脈瘤**	

太字は特に押さえておくべきもの．
文献4を参考に作成．

表4 感染症病歴のチェックリスト：STSTA

▶ Sick contact
・発熱や似たような症状の人が周囲にいたか
▶ TB contact
・結核またはその疑いの人が周囲にいたか
▶ Sexual contact
・性的な接触歴の可能性があったか
▶ Travel history
・（海外）旅行歴．国内でも森林に行った，素足で泥水に触れたなどの環境因子も含む
・温泉に行ったか
▶ Animal contact
・動物との接触歴．人獣共通感染症（ズーノーシス）は数多くある

文献5を参考に作成．

3）原因菌

　後述しますが，「感染巣は不明だが，敗血症性ショックが疑わしく切迫している」場合において，図1のような「すべての細菌」をカバーする抗菌薬選択が適切かというとそうではありません．患者さんの重症度が高く切迫した状況で，時間をかけた診察ができない初期診療では病原性が強い微生物を想定した抗菌薬選択が鍵となります．

　病原性が強い微生物というのは，グラム陽性球菌（以下GPC）であれば図2のような黄色ブドウ球菌・肺炎球菌・β溶血性レンサ球菌などです．

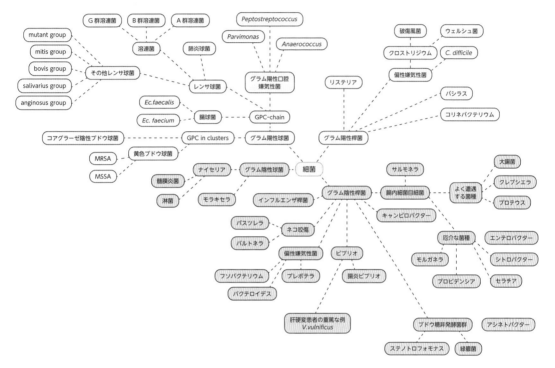

図1 グラム染色で分類した細菌の概略図

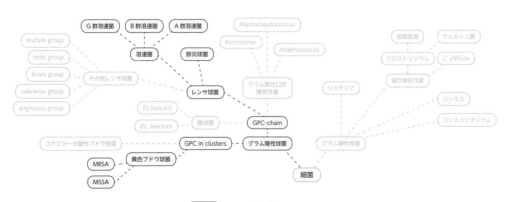

図2 病原性が強いGPC

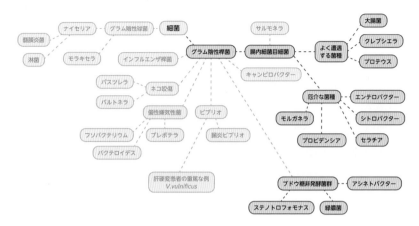

図3 病原性が強いGNR

またグラム陰性桿菌（以下GNR）であれば後述する腸内細菌目細菌やブドウ糖非発酵菌群などを想定するとよいでしょう（図3）．初期治療を過ぎた後，抗菌薬をde-escalationする際の選択については，治療開始後の経過や検出された微生物が真の原因菌でよいのかの考察が必要となりますが，詳細はほかの稿をご参照ください．

2 初期治療の抗菌薬選択

1）敗血症性ショックで考慮する原因菌

感染巣が不確定な敗血症性ショックでは病原性が強い微生物のなかでも特にGNRをカバーすることが重要であり，抗菌薬の選択にはGNRの分類とそれぞれの耐性機構が大事になります．GNRの細胞壁を構成しているLPS（リポポリサッカライド）は「内毒素（エンドトキシン）」といわれ，毒性が強い生理活性によりサイトカインストームを起こし敗血症性ショックの原因となります．

GNRは種類が多いためややこしい印象がありますが，日常診療で重要なGNRは ① よく遭遇する腸内細菌目細菌，② 耐性傾向が強く厄介な腸内細菌目細菌，③ ブドウ糖非発酵菌群の3つに分類すると理解しやすくなります．耐性機構では ① よく遭遇する菌種のESBL産生菌，② 耐性傾向が強く厄介な菌種のAmpC型βラクタマーゼ産生菌，③ ブドウ糖非発酵菌群のカルバペネム耐性菌（Carbapenem-resistant enterobacteriaceae：以下CRE）の3つが重要です（図4）．

GPCはGNRと比較して敗血症の原因菌となる頻度は少ないですが感染源不明の敗血症性ショックを疑う状況では前述のような黄色ブドウ球菌，肺炎球菌，β溶血性レンサ球菌などのカバーを考慮しましょう．これらのGPCはGNRのようなサイトカインストームではなく，解剖学的な構造を破壊する特徴があるため，しばしば敗血症以外のショックを合併する場合があります．初期診療で使用頻度が多いペニシリン系抗菌薬やβラクタム系抗

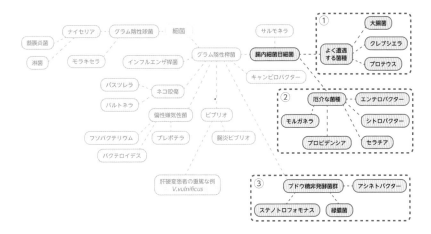

図4 注意すべきGNRの3つのカテゴリー

菌薬はこれらのGPCをカバーしているため抗菌薬選択であまり問題となることはありませんが，メチシリン耐性黄色ブドウ球菌（MRSA）を疑う状況ではバンコマイシンの開始を検討するため，以前の血液培養や抗菌薬治療歴など患者背景に関する情報が重要になります．

2) 初期治療は広域抗菌薬がよいのか？

初期治療において原因菌が不明の場合，広域抗菌薬を選択することは医師側に根拠のない安心をもたらしますが，必ずしも患者側の安全が守られないこともあります．初期治療において，広域抗菌薬を選択しても治療が失敗してしまう場合があります．本稿において広域抗菌薬とはカルバペネム系抗菌薬（例：メロペネム）や，抗緑膿菌活性のあるβラクタム系抗菌薬とβラクタマーゼ阻害薬の合剤（例：ピペラシリン/タゾバクタム）のことをさしますが，「広域」については総論「感染症診療の原則」（p.19〜）をご確認ください．よく使用されている広域抗菌薬ですが，広いスペクトラムは原因菌のみでなく正常の腸内細菌叢まで撲滅してしまいます．その結果，腸内環境が変化することで耐性菌や真菌などの特殊な微生物に対する感染症治療が必要となり，抗菌薬の合併症や有害事象による治療の難渋や失敗，入院期間の延長などの原因となります．以上のような理由から，初期治療で広域抗菌薬を温存することには大きな意義があります．

敗血症性ショックが疑われる場面で，患者背景が詳細不明で感染巣も特定できないような状況では広域抗菌薬を選択することもありますが，そのような状況であってもショックの原因がほかにないかなどに思考を巡らせ，広域抗菌薬を投与することで安心して思考を停止させないことが大切です．

3) アミノグリコシド系抗菌薬という選択肢

広域抗菌薬を温存しつつ原因菌が不明な敗血症性ショックと戦うには，βラクタム系を主軸としてアミノグリコシド系抗菌薬（以下アミノグリコシド系）を併用する抗菌薬選択が重要な鍵になります．一般的にアミノグリコシド系の使用経験が多い医師はあまりいな

いと思います．アミノグリコシド系はGNR全般にスペクトラムをもっており，日常診療での使用頻度が少ないことや複数の作用機序があることなどを理由に耐性が出現しにくい特徴があります．そのため，原因菌が不明な敗血症性ショックの場合，GNRに対して耐性菌も含めた広域スペクトラムのカバーが必要な状況ではアミノグリコシド系を選択肢にもっていると心強いです．アミノグリコシド系は水溶性であり尿路感染症にはよい適応となりますが，組織移行性が低く特に呼吸器・前立腺・胆道系などには移行性が低下します．また，偏性嫌気性菌に対する活性が弱いという側面もあります．このような特徴もあるため**アミノグリコシド系は単独では使用せず，主にβラクタム系のようなGNRを中心にスペクトラムをもつ抗菌薬と併用します．**当院では主にβラクタム系にゲンタマイシンを併用しています．基本的には原因菌が推定できるday1（検体のコロニーができる）までにGNRを広く外さないための「保険」のようなイメージをもつとよいでしょう．つまり総論に記載があるように，原因菌の情報を増やすための「段取り」が重要となります．また，普段使用頻度が多いβラクタム系にアミノグリコシド系を併用することで，de-escalationの際にはアミノグリコシド系を中止すればよく治療がシンプルとなる側面もあります．

　ここまでの解説をふまえて，**症例1**で想定される原因菌（**図5**）と感染症診療のトライアングル（**図6**），**症例2**で想定される原因菌（**図7**）と感染症診療のトライアングル（**図8**）をそれぞれ示します．

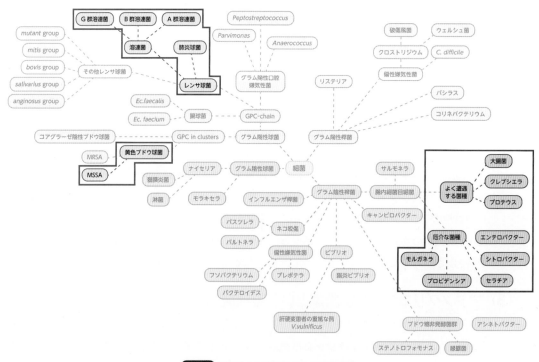

図5 症例1で想定される原因菌

感染巣

明らかな感染巣は不明

原因菌

症例1では**図5**の原因菌が想定される.
そのなかでも特に毒性が強い肺炎球菌や
腸内細菌群などはカバーしたい.
「抗菌薬使用歴なし」「市中感染」のため
MRSA，腸球菌，緑膿菌，ESBL産生菌やAmpC型
βラクタマーゼ産生菌などの耐性菌ははじめから
カバーする必要性が低い

患者背景

ADL自立
既往歴は特にない
市中発症

● **図6** 症例1の感染症診療のトライアングル

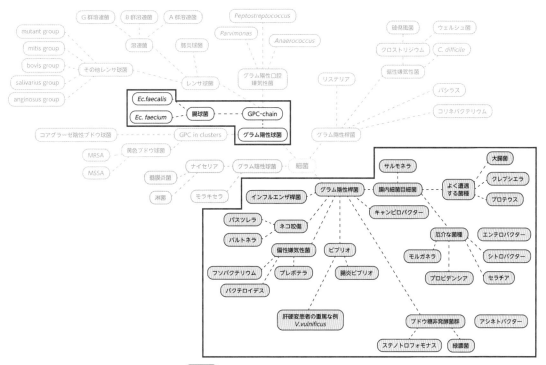

● **図7** 症例2で想定される原因菌

感染巣

尿道カテーテルの閉塞
肝胆道系酵素やT-Bilの上昇

原因菌

症例2では**図7**の原因菌が想定される.
尿路感染症治療歴があり，耐性菌を含めたほぼ全ての
GNRカバーが必要となる.
腸球菌や嫌気性菌のカバーも考慮する.

患者背景

ADL全介助
複数回の腎盂腎炎罹患歴あり
腸内細菌目細菌の検出歴あり
院内発症

● **図8** 症例2の感染症診療のトライアングル

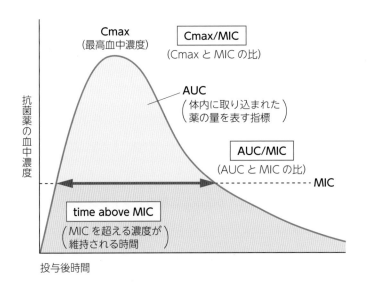

図9 抗菌薬の薬物動態

3 抗菌薬の初回投与量

　抗菌薬は薬物動態で時間依存性と濃度依存性の2つに分類されます（図9）.

1）βラクタム系抗菌薬

　βラクタム系抗菌薬の初回投与で重要なことは，有効な血中濃度を達成するために標準量を投与すること（＝front loading）です．βラクタム系抗菌薬は時間依存性の抗菌薬のため，MIC（最小発育阻止濃度）を超えている時間（＝time above MIC：TAM）を確保する十分な血中濃度が必要です．投与量で比較したTAMを図10に示しますが，投与量が不足している場合ではTAMが短くなることがわかります．また，敗血症性ショックの場合は血管透過性の亢進や輸液負荷により血中濃度が低下しやすく過小投与となるリスクがあります．逆に，投与量を増やしてもTAMはほとんど延長しません．そのため初期投与量は標準量で投与することが重要です．

2）アミノグリコシド系抗菌薬

　アミノグリコシド系抗菌薬は濃度依存性の抗菌薬であり，初回投与で重要なことはCmax（最高血中濃度）を達成するための用量（＝loading dose）を投与することです．MICよりも高いCmaxを投与することで耐性菌出現を抑制する効果が期待されます．またMIC以下の血中濃度となっても微生物の発育抑制作用が強く長く残る特徴（post antibiotic effect：PAE）があることや，継続的な投与をしないことで微生物の細胞内から抗菌薬が排泄されにくくなる特徴（adaptive resistance）があることから1日1回の単回投与が有効です．前述のようにアミノグリコシド系抗菌薬はCmaxが重要であるため，投与量の調整は腎機能

A) 標準量を投与した際の TAM

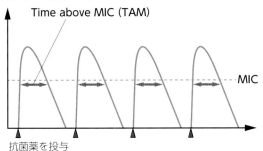

B) 投与量が不足している場合の TAM

1回あたりの投与量が減ると… TAM も短縮

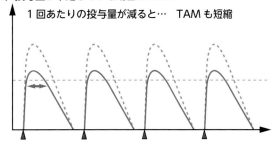

C) 投与量を増やした場合の TAM

1回あたりの投与量を増やしても… TAM の延長は期待できない

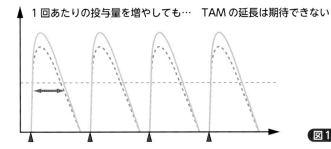

図10 投与量による TAM の比較

表5 アミノグリコシド系抗菌薬の初回投与量

	GNR に対する初回投与量
ゲンタマイシン，トブラマイシン初期投与量	1回 7 mg/kg
アミカシン初期投与量	1回 20 mg/kg

ではなく体重で計算します．計算する際は実体重だと過剰投与となることがあるため補正体重を用いて計算しますが，GNR を広く外さないための「保険」として初回投与で使用する場合は投与量の不足を避けたいため，実体重で計算しても大きな問題はありません．アミノグリコシド系抗菌薬の種類ごとの投与量を表5に示しますが，当院ではゲンタマイシンを 7 mg/kg で投与しています．

【症例1に対する具体的な処方例】
■症例1の場合　身長 155 cm，体重 50 kg
〈処方〉
　① ゲンタマイシン硫酸塩注射液（ゲンタシン®注 60）
　② 注射用セフトリアキソンナトリウム水和物（ロセフィン®静注用 0.5 mg）
〈投与量〉
　① ゲンタマイシン硫酸塩注射液
　　・loading dose は 7 mg/kg であり，症例1では体重 50 kg のため初回投与量 350 mg〔実際はゲンタシン®注 60（1アンプル 60 mg 含有）を 6アンプルで初回投与量 360 mg〕

② 注射用セフトリアキソンナトリウム水和物
- 症例1のfront loadingは1.0 g

〈投与方法〉
- ① ②ともに生理食塩水もしくは5％ブドウ糖液注射液100 mLに溶解する
- 一般的には1時間で投与する
- 特に優先順位はなく，① ②どちらを先に投与してもよい

【症例2に対する具体的な処方例】
■症例2の場合　身長170 cm，体重70 kg
〈処方〉
① ゲンタマイシン硫酸塩注射液（ゲンタシン®注60）
② セフメタゾールナトリウム（セフメタゾン®）
〈投与量〉
① ゲンタマイシン硫酸塩注射液
- loading doseは7 mg/kgであり，症例1では体重70 kgのため初回投与量490 mg（実際はゲンタシン®注60を8アンプルで初回投与量480 mg）
② セフメタゾール
- 症例2のfront loadingは1 g
〈投与方法〉
- ① ②ともに生理食塩水もしくは5％ブドウ糖液注射液100 mLに溶解する
- 一般的には1時間で投与する
- 特に優先順位はなく，① ②どちらを先に投与してもよい

■ おわりに

　「総論」にも記載があるように，どんな状況でも原則である感染症診療のトライアングルに立ち返ることが重要です．そのうえで，敗血症性ショックのように切迫した状況ではGNRのような病原性の強い微生物を中心とした抗菌薬選択が必要となりますが，一概に広域抗菌薬がよいわけではありません．普段使う頻度が多いβラクタム系にアミノグリコシドを併用することは，広域抗菌薬を温存して耐性菌の出現を防ぐこと以外にもさまざまなメリットがあります．目の前の患者さんに最適な抗菌薬選択と投与用量を常に考えることで，感染症診療の幅が広がると思います．

■ 引用文献

1）Singer M, et al：The Third International Consensus Definitions for Sepsis and Septic Shock（Sepsis-3）. JAMA, 315：801-810, 2016（PMID：26903338）
2）Evans L, et al：Surviving sepsis campaign：international guidelines for management of sepsis and septic shock 2021. Intensive Care Med, 47：1181-1247, 2021（PMID：34599691）

3）Levy MM, et al：The Surviving Sepsis Campaign Bundle：2018 Update. Crit Care Med, 46：997-1000, 2018
　　（PMID：29767636）

4）「誰も教えてくれなかった「風邪」の診かた　感染症診療12の戦略　第2版」（岸田直樹／著），医学書院，2019

5）徳田安春：感染症の病歴は「STSTA」で確認．Aナーシング，2013
　　https://medical.nikkeibp.co.jp/leaf/mem/pub/anursing/suiron/201312/534297.html

Profile

細川　旬（Shun Hosokawa）

飯塚病院 総合診療科
今回は自分が初期研修医の頃に知っておけば診療が楽しかっただろうなという内容を盛り込みました．抗菌薬選択は悩ましいことが多いですが，悩むためには基礎知識が必要です．読者の皆さんが抗菌薬選択で悩むことが楽しいと感じていただけると幸いです．

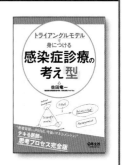

【各論】

血液培養陽性の初期対応

君，ケツバイ採っててよかったよ！

西田千紗

① 血液培養は適応をよく考えて採取する．菌血症の所見／敗血症の所見／宿主の背景の3項目を意識しよう！

② コンタミネーション（汚染）か真の原因菌かを見分ける

③ 原因菌から侵入門戸を想定することで感染症診療のトライアングルを補完する

はじめに

「発熱していたらとりあえず血培2セット」

　これは研修医の先生のみならず，上級医の間でもよく見かけるアクションです．しかし，血液培養は決して，飲み会のビールのように条件反射的にオーダーすればよいものではありません．① 適応をよく考えたうえで，② 適切な方法で検体を採取し，③ 結果を正しく解釈しなければ，不必要な抗菌薬投与を行って患者さんに無用な負担を強いたり，耐性菌の出現につながったりします．あるいは，逆に治療開始のタイミングを逃し，容態の悪化につながるかもしれません．本稿を通して，血液培養との正しい付き合い方を学びましょう．

症例：研修医A先生の場合＠救急外来

　ある日，検査室から1本の電話がかかってきた．

検査室「○月×日の山田花子さんの血液培養，2/2セットからグラム陽性球菌が生えました」

A先生「2日前のウォークインで診た患者さんだ．全身状態は悪くなかったけど，熱があったか
　　　ら血培採って帰宅にしたんだっけ．どうしよう，今すぐ病院に来てもらった方がいいの
　　　かな…？！」

＜山田花子さんのウォークインカルテ＞

80歳女性．

主訴：食欲不振・悪寒

現病歴：2週間前から食欲がない．昨晩，布団の中で悪寒がしたため受診した．

既往歴：2型糖尿病（HbA1c 10％），慢性腎臓病（CKD）

内服歴：メトホルミン錠

＜バイタルサイン＞

意識レベル GCS E4V5M6，血圧 130/85 mmHg，脈拍95回/分

呼吸回数24回/分，SpO2 98％（室内気），体温37.7℃

---

1 血液培養を採取するタイミング

　　血中への短時間の細菌の侵入は，日常生活を送る私たちの体内でもよく起こっている現象です．例えば，抜歯や歯磨きのときなどは，少量の口腔内細菌が血流中に流れ込んでいます．これらの細菌は，宿主（ヒト）の免疫機能が正常であれば，すみやかに排除されるため，通常は問題になりません．しかし，何らかの原因で宿主の免疫機能が阻害されていたり，免疫機能を超える原因菌が血管内に侵入したりすると，血中に持続的に存在し病原性を発揮するような状況が起こります．これを，菌血症と呼びます．この異常事態に対して「血液培養」を実施することで，原因菌を特定し，適切な抗菌薬治療へと導くことができます．

　　図1のようなときに血液培養を考慮します．内容を因数分解してみると，菌血症 の所見/敗血症 の所見/宿主 の背景の3項目を意識していることに気づくでしょう．

- 菌血症 を疑う徴候があるとき　　すなわち　・発熱　　・頻脈　・悪寒戦慄　・頻呼吸
- 原因不明の 低体温・低血圧
- 突然容態が悪化した 高齢者・小児
- 免疫不全患者 での原因不明の 呼吸不全・腎不全・意識障害
- ほかで説明のつかない白血球の増減，代謝性アシドーシス

図1 血液培養採取を考慮するとき

文献1を参考に作成．

前述の通り菌血症とは，血中に細菌がいる状態をさします．菌血症を疑う徴候のなかで特に覚えておきたいのが，**悪寒戦慄（シバリング）** です．毛布を被りたくなるくらいにガチガチと震えるような強い寒気であり，菌血症を強く疑う所見として知られています[2]．悪寒戦慄が出現しはじめたときが血液中の菌量が最も多いとされ，血液培養の最適なタイミングですので，悪寒戦慄を認めた場合は直ちに血液培養の採取を行いましょう．悪寒戦慄は発熱に先行することが多いです．なお，菌血症の患者さんは必ずしも発熱しているとは限りません．**体温の高さと血液培養の陽性率に関係はありません**[3]．

一方，敗血症は，感染症によって全身性の炎症反応が起こり臓器障害をきたしている状態をさし，菌血症合併の有無は問いません．敗血症の診断はqSOFAやSOFAスコアを用いて行います．救急外来においてほかで説明のつかないバイタルサインの異常や全身外観の悪化，急性臓器障害を認めた際には，敗血症を疑いましょう．「ほかで説明がつかない」「原因不明の」がキーワードです．

また，菌血症や敗血症は，小児や高齢者，ステロイド使用者など，年齢や基礎疾患によって免疫機能が低下した宿主に生じやすいので，患者さん（宿主）の背景にも必ず留意しましょう．

2 「血液培養陽性」を正しく解釈する

1) なぜ複数セットの採取が基本なのか？

皆さんの研修している施設でも，基本的に血液培養は1回あたり2セット（4本）以上採取されていると思います．複数採取する目的は大きく分けて2つあり，1つは「**より多くの血液を培養することで菌の検出率を高める**[4]」ため，もう1つは，「**検出されたものが汚染（コンタミネーション）菌なのか真の原因菌なのかを正しく判断する**」ためです．

血液培養で検出される菌は，菌種により下記のいずれかに分かれます．

① 1セットでも検出されれば，真の原因菌と判断するもの
② 2セット両方から検出されない限り，原因菌と判断しないもの
　（＝1セットのみでは汚染菌と判断するもの）

このため，必ず2セット以上採取し，それぞれの菌種の該当するルールに則して解釈する必要があるのです．

2) 汚染菌か原因菌かを区別する

① 1セットのみの陽性でも真の原因菌と判断する主な菌種を表1に示します．

これに対して，② 2セット両方から検出されない限り原因菌と判断しないものは，以下の通りです．ほとんどが皮膚や口腔内の常在菌であり，1セット（1ボトル）のみの陽性であれば，通常は検体採取時の混入と考えます．

表1 血液培養が1セットでも陽性であれば原因菌と判断する菌種

グラム陽性球菌		・黄色ブドウ球菌
		・A/B/G群 　β溶血性連鎖球菌
		・肺炎球菌 ・腸球菌
グラム陽性桿菌		・クロストリジウム属
		・リステリア
グラム陰性球菌		・髄膜炎菌 ・淋菌
グラム陰性桿菌		・全例
真菌		・カンジダ ・クリプトコッカス

・コアグラーゼ陰性ブドウ球菌（CoNS）
・コリネバクテリウム
・ラクトバチルス菌
・プロピオン酸菌（アクネ菌）

　ただし，コアグラーゼ陰性ブドウ球菌（CoNS）やコリネバクテリウムは，カテーテル関連血流感染症や感染性心内膜炎の原因菌としても知られています．患者さんに**免疫不全や体内の人工物・中心静脈カテーテル長期留置**などがある場合は，1セットのみの陽性でも原因菌である可能性を考慮しましょう．

3 原因菌から感染巣を予想する

症例のつづき①

血液培養結果：腸球菌（*Enterococcus faecalis*）

　菌種を確認して汚染ではないと判断したA先生は，すぐに山田さんに連絡し，入院での精査を開始した．食欲不振と発熱以外に症状がなく，血液検査でも感染巣がわからなかったため，A先生は原因菌から感染巣を考えることにした．

表2 主な菌種と好発感染巣

緑色連鎖球菌	・深頸部感染症 ・感染性心内膜炎
黄色ブドウ球菌	・カテーテル関連血流感染症 ・感染性心内膜炎 ・皮膚軟部組織感染症 ・骨髄炎
A/B/C/G群β溶血性連鎖球菌	・カテーテル関連血流感染症 ・皮膚軟部組織感染症
腸球菌	・腎盂腎炎 ・感染性心内膜炎 ・腹腔内感染症（特に胆道系，上部消化管）
腸内細菌目細菌 （大腸菌，クレブシエラなど）	・腎盂腎炎 ・腹腔内感染症
緑膿菌・アシネトバクター・セラチア	・院内肺炎 ・腎盂腎炎 ・カテーテル関連血流感染症
偏性嫌気性菌	・深頸部感染症 ・腹腔内感染症（特に下部消化管） ・皮膚軟部組織感染症（血流不全を伴うもの）
カンジダ	・カテーテル関連血流感染症 ・腹腔内感染症（特に胆道系，上部消化管）
クリプトコッカス	・髄膜炎 ・肺炎

文献5を参考に作成.

　　身体診察やほかの検査で得た情報から感染のフォーカスが明確にわからないということは，日常診療ではしばしば経験します．血液培養が陽性であれば，同定された菌種から標的臓器を推定し，感染巣を見つけにいくことができます（表2）．

症例のつづき②

　入院日に採取した2回目の血液培養でも，同じ菌種が検出された．
　腸球菌の好発感染巣を意識して再度身体診察を行ったところ，心尖部に収縮期雑音を聴取した．経胸壁心エコー検査で，僧帽弁に付着した疣腫を認め，**感染性心内膜炎**の診断で抗菌薬加療を開始した．

4　血液培養陽性時の治療戦略

1）感染症診療のトライアングルを考える

　　本症例の感染症診療のトライアングルを図2に示します．これまでの稿で学んできた局所臓器の感染症とは違い，本症例ではそもそも「**血液培養を採るべきかどうか**」の判断が重要でした．A先生は，山田さんに熱があったことから血液培養を採取しましたが，発熱

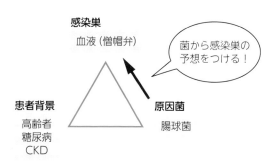

図2 症例の感染症診療のトライアングル

の有無よりも，悪寒のエピソードや**免疫機能の低下が予想される患者背景**（山田さんの場合，高齢・糖尿病・CKDなど）への視点が大切です．また，「血液培養陽性」の患者さんは，局所症状に乏しいことも少なくありません．**原因菌から，感染巣を見つけにいく姿勢**を意識しましょう．

2）抗菌薬のはじめ方・選び方

　　今回は原因菌が判明した後の抗菌薬選択でしたが，もし入院時点で血培結果が出ていなかったり，あるいはグラム陽性球菌であることしかわかっていなかったりしたら，どのタイミングで，どのような抗菌薬を開始したでしょうか．

❶ 抗菌薬をはじめるタイミング

　　2021年に改訂された敗血症の診療ガイドライン[6]では，敗血症性ショックと判断した患者さんには診療開始から1時間以内に，ショック状態にない患者さんに対しては，直ちに感染性か非感染性かを評価したうえで，敗血症を否定できない場合に限り，3時間以内に抗菌薬を開始することを推奨しています．これは，どちらにも1時間以内の抗菌薬開始を推奨していた前回のガイドライン（2016年）から大きく変更された点です．敗血症，特にショックバイタルの患者さんに対して治療開始のタイミングを逃さないことは言うまでもなく重要ですが，今回のガイドライン変更が意味することは，やみくもに抗菌薬の早期開始にこだわるよりも，まずは「感染症（敗血症）かどうか」，つまり「血液培養を採るべきかどうか」からしっかり判断することが大切ということなのではないでしょうか．

❷ 原因菌を考えて抗菌薬を選ぶ

　　例えば，もし山田さんのCKDが維持透析まで至っていた場合は，**メチシリン耐性黄色ブドウ球菌（MRSA）の可能性も考える必要がありました．また，一般的に抗菌薬は腎機能に応じて使える種類や投与量が変わります．原因菌の予想や抗菌薬の選択においても，患者背景をしっかりと把握することが重要**といえるでしょう．

A先生は，腸球菌の感受性と腎機能を踏まえ，アンピシリンとセフトリアキソンを投与することにした．クレアチニンクリアランス（40 mL/分）に応じた投与量で治療を継続し，4週間後山田さんは無事，笑顔で自宅退院することができた．「あのとき血培を採っておいて本当によかった」と，心から思ったA先生であった．

処方①：アンピシリン（ビクシリン®）1回2g　1日3回　4週間
溶解法：生理食塩水または5％ブドウ糖液に溶解して静脈内注射または点滴静注
注意事項：腎機能に応じて調整が必要
処方②：セフトリアキソン（ロセフィン®）1回2g　1日1回　4週間
溶解法：生理食塩水または5％ブドウ糖液に溶解して静脈内注射または点滴静注

おわりに

　　血液培養は，感染症診療においてとても重要な情報を与えてくれる検査です．しかし，採血に伴う侵襲が無視できず，準備や実施に時間や労力のかかる検査でもあります．実施の必要性を考慮したうえで行い，結果を丁寧に解釈することが重要です．

引用文献

1）「レジデントのための感染症診療マニュアル 第4版」（青木 眞/著），医学書院，2020
2）Taniguchi T, et al：Shaking chills and high body temperature predict bacteremia especially among elderly patients. Springerplus, 2：624, 2013（PMID：24298435）
3）Coburn B, et al：Does this adult patient with suspected bacteremia require blood cultures? JAMA, 308：502-511, 2012（PMID：22851117）
4）Cockerill FR 3rd, et al：Optimal testing parameters for blood cultures. Clin Infect Dis, 38：1724-1730, 2004（PMID：15227618）
5）「ICU/CCUの薬の考え方，使い方 ver.2」（大野博司/著），中外医学社，2015
6）Evans L, et al：Surviving Sepsis Campaign: International Guidelines for Management of Sepsis and Septic Shock 2021. Crit Care Med, 49：e1063-e1143, 2021（PMID：34605781）
7）日本臨床微生物学会：血液培養検査ガイド. 日本臨床微生物学雑誌, 23：supplement 1, 2013

Profile

西田千紗（Chisa Nishida）

広島大学大学院医系科学研究科 救急集中治療医学
初期研修終了後，飯塚病院総合診療科に在籍し，General mindと，患者さんにとことん寄り添う姿勢を学びました．「担当患者さんが急変・重症化しても，できるだけ自分で診続けたい」—そんな思いから，救急・集中治療分野の門を叩きました．県内外・院内外を問わずさまざまな重症患者さんが集まってくる広大ICUで，充実した日々を送っています．皆様の見学を心待ちにしています．

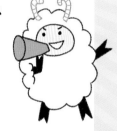
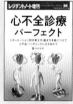 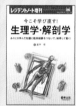 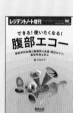 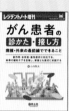 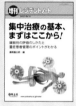 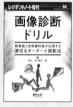
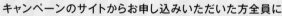
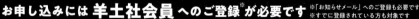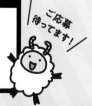

特集関連バックナンバーのご紹介

特集とあわせてご利用ください!

2022年3月号 (Vol.23 No.18)

一般外来　処方ドリル

症例で鍛える! 慢性疾患・コモンプロブレムへの
上手な薬の選び方・使い方

北 和也／編

□ 定価 2,200円(本体 2,000円+税10%)　□ ISBN 978-4-7581-1676-3

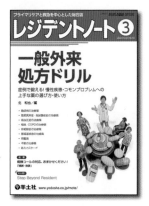

読者の声

- 「ほかの先生方が何を考えて処方を出しておられるかが垣間見えるような気がしました. あげられている薬剤も頻用薬が多く, 勉強になりました」
- 「慢性疾患のフォローアップを初期研修で身につけるのは難しいと感じていましたが, この特集は薬剤選択の考え方をベースに外来診療の極意についてドリル形式で学ぶことができてよかったです」

2021年12月号 (Vol.23 No.13)

敗血症診療
その "一晩" を乗り越える

早期診断からショック対応・抗菌薬・ICU管理・病状説明まで
迅速な治療介入に必須となる意思決定の指針、教えます

髙場章宏／編

□ 定価 2,200円(本体 2,000円+税10%)　□ ISBN 978-4-7581-1671-8

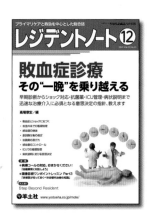

読者の声

- 「夜間の敗血症患者を朝までつないで処置をする際の具体的な方法を教えてくれる書籍はなかなかないので, 大変ありがたかったです」
- 「初めの気付きのところから初期対応, 循環動態の維持, 感染巣の検索, 起因菌の想定, 抗菌薬の選択, 集中治療管理の方法まで体型的に解説いただき, 学ぶところの多い特集でした」

2021年8月号 (Vol.23 No.7)

いま見直したい、発熱診療のキホン

発熱の機序、鑑別診断、解熱の意義など、
COVID-19がある今こそ押さえたい大切なこと

一瀬直日／編

□ 定価 2,200円(本体 2,000円+税10%)　□ ISBN 978-4-7581-1665-7

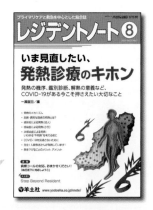

読者の声

- 「発熱のメカニズムや熱を下げることのメリット, デメリットなど, あまり考えたことがない視点でありながら, 大事なことが確認できたのでよかったです」
- 「発熱診療の基本的な考え方から対処法までわかりやすく解説されており, COVID-19のために経験できていない部分を誌面で学ぶことができました」

詳細は レジデントノート HPで!　最新情報もチェック ▶　 **f** residentnote　 🐦 @Yodosha_RN

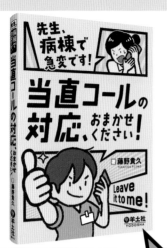
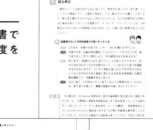
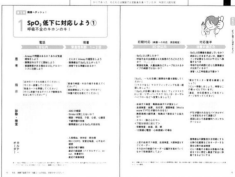
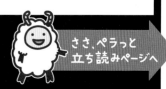

第1章 病棟へダッシュ！

3 血圧低下に対応しよう①
血圧低下＝ショック？

コールを受けてからの思考と行動を一目で確認できるコール対応早見ガイド．各段階で必要な看護師への指示もあり，実際の現場をよりイメージできます

	電話　1分以内	現着　緊急性判断　1～2分
思考	• ショックのどの分類か？ • まずは敗血症として対応しよう • 輸液と昇圧薬は躊躇せず使おう • エコーは近くにないか？	• Warm or Cold shock？ • 手早くABCを確認しよう • 末梢循環不全は起こっているか？ • 体外への出血はないか？
指示	「ほかのバイタルを教えてください」 「モニター装着してください」 「救急カートも準備してください」 「足を上げて，病棟にある細胞外液を繋いでください※1」 「できるだけ人も集めてください」	「血圧は5分おきに測定してください」 「患者の病歴・今日の様子教えてください※2」 「尿量を教えてください」 「細胞外液をクレンメ全開で投与してください」
診察・検査		• ABCの確認 • 尿量の評価 • 毛細血管再灌流時間：CRT • 網状皮斑の評価 • 四肢の温度 • 血便，吐血，喀血などないか？
カルテ・オーダー		• 入院理由，併存症・既往歴 • 特に心臓疾患の既往歴の確認 • 降圧薬の内服歴 • 出血傾向となる抗血栓薬の使用 • 直近の経過表（バイタルサイン，in/out，体重変化） • 直近の心機能（エコー，心電図）

※1　すぐに用意できるバランス輸液製剤をきくとよい，迷ったら生理食塩水でOK．
※2　詳細は必ずカルテで確認するが，大まかな情報収集は重要．

40　先生、病棟で急変です！当直コールの対応、おまかせください！

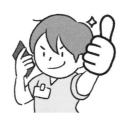

初期対応（病態への対応，原因精査）
30分以内

- 輸液反応性[※3]はあるだろうか？
- ショックの原因は4タイプのどれだろうか？
  → p48 表1

「細胞外液は2（3）本目も全開で投与してください」
「Nadを開始するのでNad 2 mg/2 mLを生理食塩水 38 mLに溶解してください」
「患者体重は50 kg計算で，0.05γ，3 mL/時で開始してください」
「血液培養を採取したらすぐに抗菌薬を投与するので，準備してください」

- 血液検査：血算，生化学　＊PTE疑い→凝固検査，出血疑い→クロスマッチ
- 培養検査：血液，尿，痰
- 血液ガス検査：酸塩基平衡は？ 乳酸値は？ 貧血の進行は？ 呼吸不全は？
- 12誘導心電図：心原性ではないか？
- ポータブル胸部単純X線写真：気胸は？ 肺炎は？ 心拡大は？
- POCUS：RUSH, FOCUS, ACESなど

- 血液検査，培養検査，X線検査
- 敗血症の疑いがあるなら，採血をする前または同時に抗菌薬をオーダー
- 出血性ショックなら輸血を一刻も早く届けてもらうように依頼[※4]

対応後半
治療の適正化

- 原因治療はできているか？
- 病床はこのままでよいか，ICUへ移動するべきか？

「朝までモニター管理を継続しましょう」
「ICUへ移動しましょう」
「残りの細胞外液は〜時まで時間割で」
「Nadの指示は指示簿に書いておきます」など

- 出血性ショックやPTEが疑われるならバイタルサインを安定化させて造影CT
- 原因に応じてコンサルテーション

- オーダーし忘れがないかチェック
- 以降の抗菌薬や輸液をオーダー
- 翌日の血液検査
- ICUへ移動するなら引継ぎ

※3　厳密には心拍出量を評価する必要があるが，ここでは血圧が上昇したかどうかでよい．
※4　同型輸血がすぐに用意できないならO型赤血球液の輸血も検討する．

41

（次頁へつづく）

1 はじめに

　次は，血圧低下（いわゆる"ショック"）を取り上げます．SpO_2低下と並んで緊急病態の１つであり，いつ起こっても対応できるように習熟しておく必要があります．しかし闇雲に対応を覚えるだけでなく，各病態を理解しておくと初期対応や鑑別がスムーズに進みます．２つの症例で可能な限りのエッセンスをお伝えします．

　では，今回もCRとJ1とのやりとりから見ていきましょう．

> 初期研修医とチーフレジデントが繰り広げるテンポの良い会話で，各病態への対応についての理解が深まります

> **💬 当直明けのJ1が内科医局CR席へやってくる**
>
> **J1**：CR先生，お疲れさまです．振り返りをお願いします．
>
> **CR**：お疲れさま．まず振り返りたいコール・症例はあるかな？
>
> **J1**：何といっても血圧低下のコールです！　はじめて当直で血圧低下の経験をしたので，怖かったです．でも上級医の先生に助けていただきながら，何とかICU入室までこぎつけることができました．
>
> **CR**：血圧低下は非常に緊急性が高く，かつ間違えのない確実な対応が必要になるコールだね．上級医のサポートがありつつも，自分でICU入室が必要かどうか判断して入室へつなぐことができたのは素晴らしい経験だね！　この経験を無駄にしないように，振り返りをしようか！
>
> **J1**：よろしくお願いします！

症 例　85歳女性．10日前からの頻尿，3日前からの食欲低下，嘔気を主訴に当院救急外来を受診．複雑性尿路感染症の診断で各種培養を採取し，セフトリアキソンで治療を開始されていた．そのほかの既往歴には，1カ月前に市中肺炎で2週間の入院歴あり，2型糖尿病，高血圧，脂質異常症などがある．

　入院2日目の19時頃，患者から気分不良のナースコールがあり，バイタルサインを測定すると39℃の発熱と血圧低下，頻脈を認めたため，内科当直コールとなった．その際のバイタルサインは以下の通り．

　意識JCS I -3，体温39℃，血圧90/44 mmHg，脈拍数120回／分，洞性頻脈，呼吸数30回／分，SpO_2 100％（室内気）

💬 **内科医局CR席にて**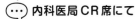

> **CR**：J1先生は今回のコールを受けてどのように動いたかな？
>
> **J1**：まずは**ABCを評価**しました．開眼しており声掛けに対して発声して返事ができていて，またSpO$_2$低下もありませんでした．AirwayとBreathingは保たれていると考えました．
>
> **CR**：うん．いい滑り出しだね．SpO$_2$は頻呼吸で100％まで上がってしまっている．Breathingが大丈夫というよりも，その頻呼吸をきたしている原因を探っていく必要があるね．Circulationはどうかな．
>
> **J1**：そこでつまずきました．入院時の血圧は140/65 mmHgでしたので，明らかに血圧は下がっていました．でもそれ以外にCirculationを評価する方法がぱっとわからなくて．血圧が低いからショックだろうくらいしか考えていませんでした．
>
> **CR**：普段の血圧と比較することは重要だよ．この患者さんの場合は，入院時の血圧よりもかなり下がっているよね．でももしかしたら入院時の血圧が異常に高く，普段は血圧がこの程度の値なのかもしれないよね．そこを自信をもって，「ショックだから緊急の対応が必要です」と言い切るためにさらなる勉強と経験が必要なんだ．
>
> **J1**：はい．今回の症例で身に沁みました．

2 血圧低下はショックと同義ではない

　血圧低下とは，読んで字のごとく「値としての血圧が下がること」です．ではショックとはどういう意味でしょうか．「血圧が下がることじゃないの？」と思う研修医の先生方も多いでしょう．しかし，その考えは誤りです．

　かの有名なハリソン内科学[1] には以下のような定義があります．

　「ショックは組織灌流が十分でないために生じる臨床症候群である．原因のいかんにかかわらず，低灌流によって酸素とエネルギー基質の需給バランスが崩れ，細胞機能障害を引き起こす．

　〜中略〜ショックの臨床症状は，低灌流に対する自律神経系内分泌応答はもちろんのこと，重篤な細胞機能障害によって誘導された臓器機能崩壊の結果でもある」

43

（次頁へつづく）

これを私なりに簡略化すると，以下となります．皆さんは次の定義で覚えておいてください．

> ショックとは，酸素需給バランスの障害（主に組織低灌流）により，細胞・組織低酸素状態に至った状態

注目すべきはこの定義のなかには血圧は一切含まれないことです．血圧が高くても，正常でも，組織低酸素の状態に陥っているのであれば「ショック」といえるでしょう．以下では組織低酸素は組織低灌流と読み替えていただいても構いません．本質は同じことです．

3 酸素供給量と酸素需要のバランスが大事

図1の3つの式を見てください．1番上の式は非常にシンプルですが，ショックの本質をあらわしている式です．酸素の需給バランスが崩れることで，ショックとなります．

2番目の式も，研修医の皆さんなら馴染みのある式でしょう．酸素運搬量（delivery O_2：DO_2）を構成する因子を式にしたものです．この式のどの項目が崩れてもDO_2は低下して，ショック状態に至ります．

3つ目の式は血圧を規定する因子を示した式で，生理学の教科書にも掲載されているでしょう．この式を見ていると，何かに似ていると思いませんか？ そうです！ DO_2の式（図1②）の右辺前半にそっくりです．つまり1回心拍出量

---

①ショックの本質
　酸素供給量＝酸素需要

②酸素運搬量（delivery O_2：DO_2）を構成する因子を示した式
　酸素供給量＝心拍出量（CO）× 動脈血酸素含有量（CaO_2）
　　　　　　＝1回心拍出量（SV）× 心拍数（HR）
　　　　　　　× {1.34× ヘモグロビン（HGB）×SaO_2+(0.003×PaO_2)}
　　　　　　＝ 前負荷（循環血漿量）× 後負荷（末梢血管抵抗：SVR）× 心筋収縮特性 ×HR
　　　　　　　× {1.34×HGB×SaO_2+(0.003×PaO_2)}

③血圧を規定する因子を示した式
　血圧　　＝心拍出量 × 後負荷（末梢血管抵抗）
　　　　　＝SV×HR×SVR

図1 ● ショックの理解に必須の式

発行 羊土社

（SV）や心拍数（HR），末梢血管抵抗（SVR）などは血圧にもDO_2にも影響しています．**このことから血圧低下＝ショックという感覚になるのです．**また血圧低下のときの昇圧治療が，DO_2を改善させることである理由も理解できるでしょう．

4 組織低灌流（低酸素）の所見

　組織低酸素は究極的には多臓器不全に至ります．そのため臨床では多臓器不全に至る前に，組織低酸素を察知して，適切に介入しなければなりません．

　ここまでの話で，低血圧だけでは組織低酸素とはいえないことが理解できたと思います．つまり**組織低酸素の所見を早期に認知することがショックを早期に認知することと同義なのです．**ここからは代表的な組織低酸素の所見を紹介します．すべてマスターして明日からの臨床に活かしてください．

　3 windows of the body という言葉をご存じでしょうか．直訳で「体の3つの窓」です．これだけでは意味不明ですね．これは代表的な組織低酸素の所見を示した有名な言葉で，**意識，尿量，皮膚所見**の3つを指します．組織低酸素があるかどうかはこれらの項目を丁寧に評価していくことが必要です．逆に，治療開始した場合にはこれらの指標が改善しているかどうかを評価するのです．よく言われる「尿量を保つ」というのは組織低酸素が改善したかどうかを見ているに過ぎません．一つひとつ見ていきましょう．

● 意識

　組織低酸素となり脳細胞の機能不全となると意識障害が起こります．わかりやすい指標ですね．ちなみに**第2章-2**で説明する quick SOFA score にも意識状態が含まれています．

◆ 引用文献
1）「Harrison's Principles of Internal Medicine, 21st ed」（Loscalzo J, et al, eds），McGraw-Hill Education，2022
　↑いわずと知れたハリソン．ここでの説明は不要でしょう．疑問にぶち当たったときに立ち返ると，とても染みるよい文章が見つかります．

Dr.コトー診療所のモデル 下甑島からこんにちは！

研修医に伝えたい、離島・へき地医療の魅力

堀井三儀，西津 錬，齋藤 学
（下甑手打診療所）

はじめに

　こんにちは．突然ですが皆さんは「Dr.コトー診療所」（山田貴敏／著，小学館刊）という漫画を読んだことがありますか？ 離島に赴任した一人の医師が悪戦苦闘しつつ島民の命を救っていく医療漫画で，ドラマ化や映画化もされました．その漫画の舞台となったのがここ，下甑島．鹿児島本土からフェリーで西に約1時間半，紺碧の海に囲まれた美しい島です（図1）．漫画の中では，"古志木島"として描かれています．そして引退されるまで，約40年もの間，この島の医療を守ってこられた瀬戸上健二郎先生が，"Dr.コトー"こと五島健助のモデルとなりました．現在は，常勤医2名，看護師15名が，研修に来てくれる数名の先生とともに，人口

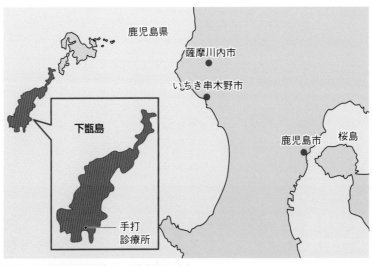

図1　下甑島手打診療所（薩摩川内市）

1,700人の島の医療を支えています．人気漫画やドラマにもなった離島医療って，実際はどんなもの？離島医療に携わる医師ってどんな人？今回，記事を書く機会をいただいたので，興味のある先生方に少しでも知ってもらえたら嬉しいです．

離島医療の日常

　私（堀井）が今（執筆時2022年7月），研修に来ている下甑手打診療所は，19床の有床診療所です．島内で唯一の入院施設で，血液透析を行っていることもあり，毎日忙しく働いています．毎朝入院患者さんの申し送りから始まり，外来診療のほか内視鏡検査，透析管理，個人宅や高齢者施設への訪問診療，学校の健康診断，小児のワクチン接種などの業務を行っています（**表**）．また，下甑島には手打診療所のほかにも5カ所の出張診療所があり，月に数回そこでの診療を行っています．遠いところでは，手打診療所から約1時間かけて行くような場所もあります．

　もちろん救急車の受け入れ，外傷の処置や島外での緊急治療が必要な場合は，ヘリコプターや漁船での搬送を行うこともあります（**図2，3**）．ヘリコプターはドクターヘリや民間ヘリ，夜間は自衛隊ヘリにお願いすることもありますが，天候によって運行できない場合など，数日間島内で治療を行うこともあります．

　診療所には血液検査機器，X線検査装置，エコー診断装置や心電図に加え上下部内視鏡やCTもあり，基本的な検査を行うことができます．しかし放射線技師はいないので，X線やCTも医師が撮影する必要があります．胸部X線など基本的なものと違って，膝関節・肩関節のX線などは入門書と首っ引きで悪戦苦闘することもあり，そんな場面では専門職の方の偉大さを身にしみて感じる，といった日々です．

表　1週間のスケジュール例

	月	火	水	木	金
午前	外来 透析回診	外来	内視鏡検査 透析回診	外来	外来 透析回診
午後	出張診療	出張診療 在宅診療	出張診療	特別養護老人ホーム診療	ワクチン等

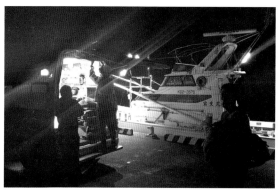
図2　深夜の漁船搬送

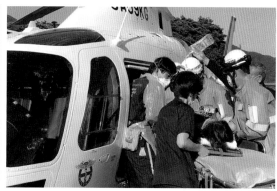
図3　本土へのドクターヘリ搬送

離島医療はここが面白い！

◆ あらゆる球が飛んでくる

　読者の皆さんが研修する環境では多くの場合，主訴に応じて診療科が決まるかと思います．腹痛なら内科，怪我なら外科，時間外は救急外来で診療して，然るべき科にコンサルト…．しかし，島ではすべての入り口が手打診療所です．腹痛と食欲低下のおばあちゃん，虫刺されの子ども，膝関節注射をご希望のおじいちゃん，いつもの血圧の薬が欲しいおじさん．外科も内科も，大人も子どもも，急性期も慢性期もごちゃ混ぜになって外来受診します．その中から緊急性の高い疾患を見逃さず適切に治療し，糖尿病コントロールが悪くなっている方には生活歴を丁寧に聴取するなど，緩急をつけた診療が必要になります．

　ここまで読むと，離島医療は何でも診られるスーパードクターじゃないとできないのでは，と感じる方もいるでしょう．私（堀井）もかつてはそう思っていました．確かに専門外来中心の診療に比べると守備範囲は広くなりますが，すべてを島内で完璧に完結させる必要は必ずしもありません．必要時はドクターヘリなどを活用して島外に搬送したり，専門医の先生と連絡を取り合い診療のアドバイスを得ることもできます．診療所でできる治療の限界を説明したうえで島内での治療を希望される患者さんに対しては，希望に寄り添いできうる最善の治療を尽くす…．スーパードクターである必要はありません．判断力と柔軟性，そしてコミュニケーション能力などを駆使して，あらゆる球をどう打ち返すかを考える，そこに1つの面白みとやりがいがあると思っています．

◆ 患者さんはすぐそこに（笑）

　もう1つの面白さは患者さんとの距離がとても近いことです．ある日ギックリ腰で来院した患者さんに，痛み止めの注射を打ちました．翌日髪の毛を切ろうと床屋に行くと…患者さんは床屋の奥さんでした．「あ，先生．昨日の注射すっごく効いて，いつも通り動けるようになったよ！」と．自分の行った治療で患者さんが元気になっている姿を身近に感じ，ご家族にも感謝され，とても嬉しかったことを鮮明に覚えています．逆もまた然り．スーパーで会った患者さんに，「この前の薬飲んでるけど，あんまり血圧下がらんぞ」なんて言われてしまうことも．買い物かごの中身をチラリと覗くと，漬物に干物にお酒！「塩分の摂りすぎには要注意ですよ〜」「ハハハ，見ないでくれ」．こんな会話をしながら，次の外来診療を待たずに体調確認ができ，患者さんが身近にいる楽しさや責任を感じたりもします．

離島医療，ここで困った！

　「困る」の閾値も人それぞれですが，離島医療に携わって数カ月の間に私（堀井）が困ったことは，島外搬送と輸血の判断でした．特に急性心筋梗塞や脳梗塞など迅速な治療が求められる疾患の搬送時に，離島医療の難しさを感じました．本土であれば時間を問わず救急車を呼び陸路で高次医療機関へ搬送することができますが，こちらでは搬送の方法・時間帯に制限があるため，事前のシミュレーションは欠かせません．実際に夜中の2時半に発症した脳梗塞の症例では，なるべく早く本土の病院で治療したいとの希望があったため漁船での搬送を行いました．前日は嵐のような天気でしたが，その当日は雨も降っておらず大丈夫だろうと思い出港しまし

た．ところが外海に出た途端に海は大荒れ，あまりの揺れに患者さんを介抱する医師の方がフラフラになりながらも何とか搬送を終えました．

また島内に輸血の在庫はなく，島外から取り寄せる必要があります．血液型を自分達で試験紙を用いて調べ発注し，定期船に載せて運んでもらうため，最低でも半日，通常であれば1日は必要になります．待機的な輸血に耐え得る病状なのか，緊急輸血のために島外搬送が必要になるのか．時間・天候・病状・患者さんやご家族の希望，さまざまな軸で治療を考える必要がある点が，離島医療の困った！かつ，判断力の問われるところでもあります．

なぜ離島に？ 三者三様の経緯

現在（2022年7月），手打診療所ではゲネプロ※から常勤2名（齋藤，西津），4カ月の研修として1名（堀井）の医師が働いています．それぞれがどのような背景で島に来ることになったのか，簡単に紹介したいと思います．

（プロフィールは2022年
7月時点のものです）

齋藤 学 （手打診療所 所長）

なんでも診られる医師になりたいと思い，救急医を目指し沖縄の浦添総合病院でトレーニングしていたときのことです．Dr.コトーのモデル，瀬戸上健二郎先生と親交のあった上司が，先生を講演に招聘することに．「やったー！」と喜ぶのも束の間，上司から瀬戸上先生の代診を命ぜられてしまいました．当時医師4年目だった私は，瀬戸上先生が沖縄入りする前日に甑島入りし，1日間だけご指導を受けました．それがきっかけとなり，いつかは甑島で闘える医師になりたい！と．医師20年目にしてようやく海を渡り，私の"メジャーリーグ"甑島にたどり着きました．

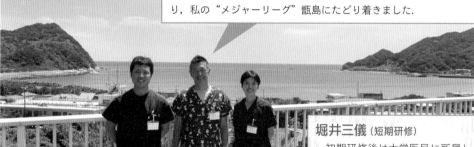

堀井三儀 （短期研修）

初期研修後は大学医局に所属し，糖尿病・代謝内分泌を専門に診療する「普通の」キャリアコースでした．一方で妊娠・出産のブランクもあり内科医としての知識・技術に不安もありました．総合力をつけるため勉強し直そうと考え検索するなかでゲネプロに出会い，すでに医師10年目を超えていた身として年数不問という点にも惹かれ参加しました．2021年度の1年間をゲネプロ研修生として高知県の病院で過ごし，手打診療所で総仕上げをしています．初期・後期研修医時代は離島・へき地で勤務するとは夢にも思っておらず，人生は面白いです．

西津 錬 （手打診療所 副所長）

最初からDr.コトーのようなドクターを目指していたというよりは，海外での医療に興味があり一般外科へと進みました．海外での医療ボランティア経験から，ジェネラルな医師への研修を探していたところ，現所長の齋藤先生に出会いました．限られた資源の中での海外医療と離島・へき地医療には共通点が多く，現在はゲネプロ6期生として甑島で働いています．大変なこともありますが，離島でのドクターにやりがいを感じ，楽しくやっています．

離島生活，あれこれ（笑いあり，涙あり！）

　皆さんが想像する離島での医師生活とはどういったものでしょうか．激務でプライベートの時間が少ないのではないか，生活が不便なのでは，といった質問を受けることもあります．確かに急な連絡に備え携帯電話は必ず持っていますが，手打診療所へは鹿児島市内外から非常勤医師が応援に来てくださることもあり，オンコール当番以外の日はしっかり休むことができます．

　島にはスーパーがあり日常生活に必要な食材，日用品はほぼすべて島内で調達できます（お値段は少々お高め）．ネットショッピングの注文も本土とほぼ同じ早さで届き，送料無料のことが多いです．コンビニエンスストアはありませんが，その分，町の光は少なく夜には波の音を聞きながら天の川を見上げる贅沢な時間を過ごすことができます．

　看護師さんを含め島民の皆さんはとても優しく，島内で採れる野菜や果物，魚などを届けてくれます．季節の物なので，そのシーズンにはとにかく集まること！タカエビ（薩摩甘エビとも言います）漁が解禁になると，冷凍庫はエビだらけ．最初は「お刺身じゃないともったいない」と思っていたのですが，1週間後には茹でてサラダに，さらに1週間後にはシーフードカレーに投入されていました．同じくビワ週間やすもも週間があり，ゼリーやジャムも上手に作れるようになりました．

　子供を連れて赴任している先生もいますが，幼稚園は各学年10人前後子供がおり賑やかです．小学生を含め異年齢の子供同士で遊ぶことも多いため，上の学年から刺激を受け，下の学年を気遣うことが自然にできています．近所の人も皆笑顔で声をかけてくれ，子育て環境は最高です．

　いかがですか？皆さんも初期研修医の間でも，その後でも，少しでも興味があれば是非離島医療にチャレンジしてみてください．医師として，人間として，大きな成長が得られると思いますよ☆

※**ゲネプロ**：「国内外を問わず，離島やへき地でも一人で闘える医師を育てる」という理念のもとに設立された会社．へき地医療トレーニングの最先端を行くオーストラリアの仕組みを参考とした研修プログラムを提供し，「Rural Generalist（へき地医療専門医）」の育成を支援している．研修生は，離島やへき地の医療機関で働きながら，オンライン研修やワークショップを通じて離島やへき地の医師として必要な教育が受けられるプログラムになっている．
ゲネプロ（GENEPRO）ホームページ　https://genepro.org/

羊土社ホームページでも離島・へき地医療の魅力をお伝えする記事を掲載します．
ぜひご覧ください（2023年4月下旬に公開予定）

▶「離島・へき地は総合診療医のユートピア！？」（室原誉伶）
　離島医療を通して身についたスキルとは？
　下甑島のほか，長崎県 上五島，島根県 隠岐島前西ノ島での診療についてご紹介いただきます．

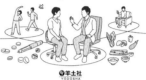

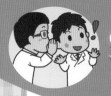

第73回　ステルスに警戒せよ！

上蓑義典

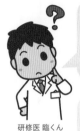

この前感染制御室から，メロペネムもイミペネムも「S（感受性あり）」の*Klebsiella pneumoniae*について，カルバペネマーゼ産生だから気をつけてと言われました．Sのはずなのに…どうしてでしょうか？

研修医 臨くん

いわゆる「ステルス型」の薬剤耐性菌かもしれないね．
メロペネムのMIC値はいくつだったかな？

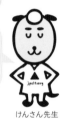

けんさん先生

解　説

CREとCPE

　抗菌薬が効かない菌の増加，いわゆるAMR（antimicrobial resistance：薬剤耐性）は世界的にも非常に大きな問題になっているよね．特に，大腸菌やクレブシエラなどの腸内細菌目細菌と呼ばれる種類のグラム陰性桿菌のなかで，切り札となるカルバペネム系抗菌薬に耐性の菌が増えていることが最大の懸念なんだ．わが国でも2014年9月より，カルバペネム耐性腸内細菌目細菌（carbapenem-resistant Enterobacteriaceae：CRE）感染症が，感染症法5類全数把握疾患になったんだ．メロペネムに耐性，あるいはイミペネムとセフメタゾールにともに耐性の大腸菌やクレブシエラなどが原因となった感染症を診断したことがある方は，感染症発生届を記載したことがあるかもしれないね．

　ところで，CREがなぜ問題かというと，そのなかに，カルバペネム分解酵素（カルバペネマーゼ）を産生する株が含まれることが多いから．このカルバペネマーゼを産生する腸内細菌目細菌のことを，Carbapenemase-producing Enterobacterales（CPE）というんだ．カルバペネマーゼにはKPC型やNDM型，OXA型，IMP型などさまざまなタイプがあるんだけど，これらを保有するとカルバペネムを含むβラクタム系抗菌薬が分解されて効かなくなってしまうんだ．さらに問題なのは，こういったカルバペネマーゼをコードする遺伝子の多くは，プラスミドという菌の染色体とは異なるDNAに含まれ，菌種を超えて容易に伝播してしまうこと．このため，CPEが保有するカルバペネマーゼ遺伝子を獲得した，もともとは薬剤耐性ではない大腸菌などが，プラスミドによって耐性を獲得してCPEになってしまうことがあるんだ．

「ステルス株」にも要注意

　多くのCPEは，薬剤感受性検査でメロペネムやイミペネムに耐性を示すけど，カルバペネム系抗菌薬に感受性を示しても，実はカルバペネマーゼ産生をするいわゆる「ステルス株」というものがあることが知られているよ．この「ステルス株」に適切な感染対策をとらないと，プラスミドなどを介して病棟中にCPEが広がってしまうことにつながりかねないんだ．

CPEをどのように見落とさないかということは，まだまだ研究が続いているよ．スクリーニング薬剤として，セフェム系のラタモキセフやペネム系のファロペネムの有用性などが提唱されているんだ．

メロペネムのMICに注目

近年最も注目されているのは，メロペネムのMIC（minimum inhibitory concentration：最小発育阻止濃度）に注目した方法だよ．

現在，腸内細菌目細菌はメロペネムのMICが1 mg/L以下であれば感受性と判定している．ただ，これより低い濃度のMICがスクリーニングには重要で，CPEではない株は多くの場合メロペネムのMICが0.125 mg/L以下となるのだけど，ステルス株ではやや高くなることが知られているんだ．そのため，EUCAST（European Committee on Antimicrobial Susceptibility Testing, 検査の標準的な方法や結果解釈を定めているヨーロッパの機関）では，メロペネムのMICが0.125 mg/Lを上回る株について，カルバペネマーゼ産生を確認することを提案しているよ．具体的には，Carba-NP法やmCIM法（図1）といった方法を実施することによりカルバペネマーゼの産生を見分けることができるんだ．

「ステルス株」を見落とさないようにするために薬剤感受性検査も進化しているよ．多くの病院ではブレイクポイントパネルといって，感受性か耐性かのcut off値（ブレイクポイント）付近のMICだけを検査する試薬を使用しているけど，最近ではメロペネムのMICをブレイクポイント（2 mg/L）よりもっと低いところまで測定して，CPEのスクリーニングをやってくれる試薬（図2）が多くなってきたよ．臨床検査もステルスのように「見えない」ところで少しずつ進化しているんだね．

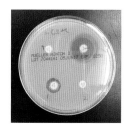

図1 mCIM法実施の様子

培地全面にメロペネム感受性の大腸菌標準株が塗布されていて，白い部分がメロペネム含有のディスクである．通常であれば右上の陰性コントロールのように，菌が生えない部分＝阻止円（透明の部分）ができる．左上は，陽性コントロールでカルバペネマーゼ産生クレブシエラ標準株とともにメロペネム含有ディスクが培養されており，メロペネムが分解されてしまうので，阻止円ができない．下の2つは，検査対象の2株とそれぞれ培養したメロペネム含有ディスクが配置されている．阻止円が消失，縮小している場合には，その株はカルバペネム分解能があるとのことで陽性という判定になる．

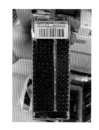

図2 CPE検出用感受性パネルの1例（BD CPOパネル）

パネルのそれぞれの穴（ウェル）にはさまざまな濃度の抗菌薬が乾燥して塗ってある．培地に一定の濃度に菌を溶かして流し込むと，さまざまな濃度の抗菌薬と菌が含まれるウェルが完成する．これを機械のなかで培養して，培地の発育の有無をみて薬剤感受性を検査する（どのウェルにどの抗菌薬が入っているのかは企業秘密）．

メロペネムのMICに注目すると，「ステルス株」に気がつけるかもしれないね．

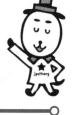

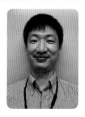

今月のけんさん先生は…
慶應義塾大学医学部 臨床検査医学の上蓑義典でした！
今回はちょっと難しかったかもしれません．みんなが見ていないところで微生物検査室も薬剤耐性菌と闘っているんだなと思ってもらえれば十分です．

日本臨床検査医学会・専門医会 広報委員会：
五十嵐 岳，上蓑義典，江原佳史，尾﨑 敬，木村 聡，久川 聡，後藤和人，千葉泰彦，常川勝彦，西川真子，藤井智美，増田亜希子

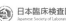
日本臨床検査医学会
Japanese Society of Laboratory Medicine

日本臨床検査専門医会

臨床検査専門医を目指す方へ

考える 心電図

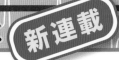

心電図波形を解釈するだけでなく，心電図と病歴，症状などから潜んでいる病態・疾患を考え，さらに対処方法や次にどういった検査を行えばよいかまで解説します．

波形と症状，検査所見から診断・病態を読み解く　新連載

第1回　動悸症状を心電図から考える①

森田　宏（岡山大学学術研究院医歯薬学領域 先端循環器治療学）

▶ はじめに

　　この連載では，研修医の皆様に，単なる心電図波形の解釈だけではなく，心電図や症状から，潜んでいる病態や鑑別診断，次にどういった検査を行うかということを考える糸口になることを目指します．

症例1　動悸症状で受診した32歳女性

【主訴】動悸発作

【現病歴】小学校1年の検診時に心電図異常を指摘されていた．特に自覚症状なく，経過観察とされていた．21歳頃から突然はじまる数秒の動悸を自覚するようになった．32歳の頃から，突然はじまって2〜3分持続し，急に改善する動悸発作を週1回くらい自覚するようになったが様子をみていた．就寝中の夜1時過ぎに，急に動悸を自覚し覚醒した．水を飲んだり，息こらえをしても改善せず，救急車で当院受診した．

【既往歴】特記事項なし　　　　**【家族歴】**特記事項なし

【救急隊接触時バイタル】血圧131/60 mmHg，呼吸数18回/分，脈拍数208回/分，SpO₂ 99％（室内気），体温36.7℃で，受け答えは問題なかった．

救急外来受診時の心電図を図1に示す．

▶ 心電図の所見・診断は何が考えられるか？

　　救急外来受診時の心電図は心拍数200回/分[※1]，整の頻脈です．P波の有無はわかりにくく，QRS間隔[※2]は74 msと正常範囲です．QRS軸，高さは問題なく，異常Q波も認めません．II，III，aVF，V4-6でST低下（図2➡）を認めます．

　　突然はじまる幅の狭いQRS波形の頻拍で，RR間隔は一定であることから発作性上室頻拍が考えられます．P波はわかりにくいですが，V1誘導をよく見ると，T波付近に下向きの波がみられ，P波であると考えられます（図2➤）．速い心拍数の不整脈発作では発作停止後もしばらくST低下がみられることがありますが，虚血所見を示すものではありません（中高年以降では虚血性心疾患が潜在している可能性があり，頻拍により虚血が誘発されるとST変化が起こる可能性はあります）．

※1 心拍数：RR間隔が300 msの場合，60÷0.3（秒）で心拍数は200回/分となる．図1の心電図の下の目盛りが一目盛り100 msを示す．
※2 QRS間隔：正常値は100 ms以内である．

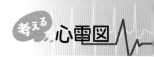

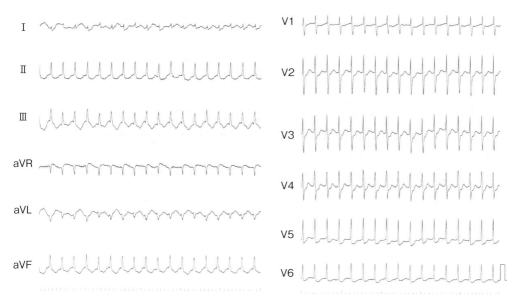

図1 救急外来受診時の心電図

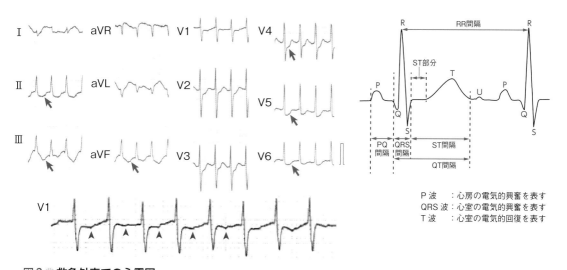

図2 救急外来での心電図
規則的な幅の狭いQRS波形の頻拍で，発作性上室頻拍と考えられる．ST低下（➡），逆行性P波（図下，▶）がみられる．

▶ 頻拍の停止はどのように行うか？

　　頻拍の停止は血行動態の破綻がなければ，まず迷走神経刺激手技を試みます（Valsalva手技，冷水を飲む，頸動脈洞マッサージなど）．停止しなければATPの急速静注（10〜20 mg，保険適応外）を行います．ATP急速静注では一過性の徐脈が出現しますが，すみやかに回復します．ATPが無効な場合，またはすぐに頻拍が再発する場合はベラパミル5 mgを希釈し，5分以上か

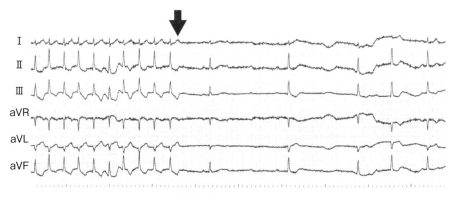

図3 ● ATP急速静注時の心電図
頻拍発作が停止し（➡），一過性の徐脈を認める．

けて静注します．ATPは気管支喘息では禁忌で，カルシウム拮抗薬であるベラパミルは心不全・心機能低下例では禁忌です．ベラパミルが無効・使用できなければ，IaないしIc群抗不整脈薬（心不全では禁忌），心不全・心機能低下例ではアミオダロン静注（保険適応外）を考慮します．本症例ではATPの急速静注を行い，頻拍発作は停止しました（**図3**）．

発作性上室頻拍停止に用いる薬剤
1) ATP（保険適応外，喘息例では禁忌）
　【処方例】ATP（アデノシン三リン酸）20 mg　1回10〜20 mg　急速静注
2) ベラパミル，ジルチアゼム（心不全例は除く）
　【処方例】ワソラン®静注 5 mg　1回5 mgを希釈して5分以上かけて静注
3) ジソピラミド，シベンゾリン，ピルジカイニド，フレカイニド，プロカインアミド
　（心不全例は除く）．
　【処方例】シベノール®静注 70 mg　1回70 mgを希釈して5分以上かけて静注
　【処方例】リスモダン®P静注50 mg　1回50〜100 mgを希釈して5分以上かけて
　　　　　静注

➡症例続き　後日，外来で記録した非発作時の心電図を図4に示します．心電図診断は何でしょうか？

▶ 非発作時の心電図所見は？（図5）

　　心拍数は89回/分（RR = 0.67秒），洞調律です．P波の異常は認めず，P波終末とQRS起始が連続しており，PQ間隔※3の短縮がみられます．QRS間隔は154 msと延長がみられ，QRS起始部に立ち上がりのなだらかなデルタ波がみられます（I，aVL，V4-6）．洞調律時の幅の

※3 PQ間隔：正常値は0.12〜0.20秒

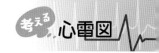

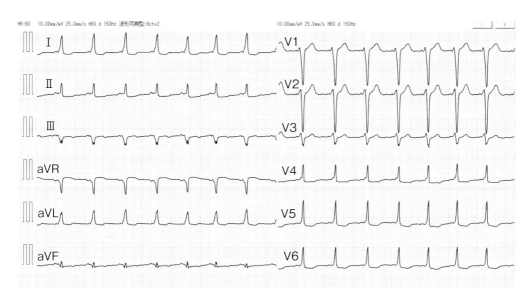

図4 ◗ 非発作時の心電図

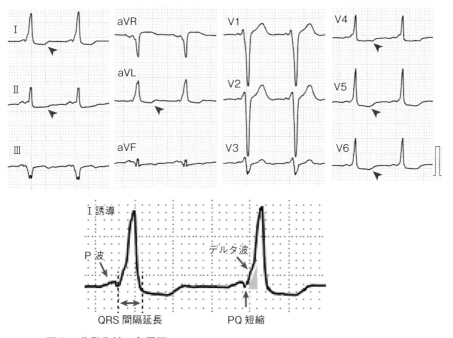

図5 ◗ 非発作時の心電図
PQ短縮，QRS間隔延長，デルタ波を認め，WPW症候群と診断される.

広いQRS波形は，完全右脚ブロック，完全左脚ブロックが鑑別となりますが，PQ短縮とデルタ波を認めるためWolff-Parkinson-White（WPW）症候群[※4]と診断されます. Ⅰ，Ⅱ，aVL，V4-6でST低下（図5➤）がみられますが，幅の広いQRS波形に伴う二次的な変化です.

※4 WPW症候群の心電図の特徴：PQ（PR）短縮＜0.12秒，QRS延長（≧0.12秒），デルタ波

1）WPW症候群とは

　　WPW症候群は正常な刺激伝導系である房室結節以外に心房と心室を直接連絡する心筋線維による副伝導路が存在し，PQ短縮，デルタ波がみられます（顕性WPW症候群）．心房〜副伝導路〜心室〜房室結節・刺激伝導系〜心房を回路とし，頻拍発作が発生します（房室リエントリー性頻拍，図6A）．通常は房室結節を順行性にすすみ，QRS幅の狭い頻拍をきたします．逆回りの回路を形成する場合，QRS幅の広い頻拍となります（逆方向性房室リエントリー性頻拍）．興奮伝播が副伝導路を心房から心室には伝導できませんが，心室から心房に伝導する場合は，発作性上室頻拍は発生します．しかし，洞調律では正常QRS波形となります（潜在性WPW症候群）．

2）追加検査

　　WPW症候群では通常器質的心疾患を認めませんが，時に肥大型心筋症やEbstein病（先天的に三尖弁が右室側にずれる）がみられることがあり，心エコー検査は必要です．また抗不整脈薬を使用する場合は心不全・心機能低下の合併も確認が必要です．

3）頻拍の発作予防

　　心機能正常例で，顕性WPW症候群の場合はⅠ群抗不整脈薬，顕性WPW症候群がみられなければ，カルシウム拮抗薬やβ遮断薬が第一選択となります．非薬物療法としてはカテーテルアブレーションによる副伝導路の焼灼があり，WPW症候群の95％以上が根治可能です．

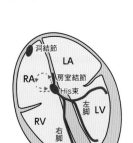
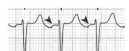

図6 ● 発作性上室頻拍の種類と原因
A）副伝導路による房室リエントリー性頻拍．P波はQRS後の少し離れたところにみられる．B）房室結節への2本の経路が関与した房室結節リエントリー性頻拍．P波はQRS直後にみられる．C）心房筋障害や局所からの速い興奮による心房頻拍．P波はQRSの前にみられる．➤はP波の位置を示す．

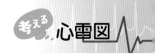

4）顕性WPW症候群があらかじめわかっている発作性上室頻拍にATP，カルシウム拮抗薬，ジギタリスなど房室結節伝導を抑制する薬剤を投与してよいか？

WPW症候群に心房細動を合併した偽性心室頻拍では，房室結節伝導を抑制する薬剤は頻拍を助長し，心室細動をきたす可能性があるため禁忌となります．QRS幅の狭い発作性上室頻拍の場合，これらの薬剤は房室結節で回路を遮断するため，使用は可能です．ただし，顕性WPW症候群の逆方向性房室リエントリー性頻拍では房室結節伝導を抑制する薬剤の使用は避け，Ⅰ群抗不整脈薬を使用します．これは上室頻拍やATPが心房細動を誘発し，偽性心室頻拍となる可能性があるためです．

5）副伝導路以外の発作性上室頻拍の原因は？

発作性上室頻拍の原因として，副伝導路以外には，房室結節への2本の経路（速伝導路，遅伝導路）が関与した房室結節リエントリー性頻拍があります．この場合，心房と心室にほぼ同時に興奮が進むため，頻拍中のP波はQRS波に重なるか直後にみられるようになります（図6B）．発作性上室頻拍の鑑別として心房頻拍があげられますが，心房頻拍は心房局所からの速い興奮発生や，心房筋障害・術後創部が頻拍回路となって発生します．房室ブロックの合併がなければP波はQRS波の少し前に位置します（図6C）．

鑑別診断

発作性上室頻拍との鑑別診断としては，洞頻脈，心房頻拍，心房粗動，頻脈性心房細動があげられます．

1）洞頻脈

緊張，発熱，貧血，運動時などに起こり，睡眠中に急激に200回/分となることはありません．通常QRS波の前に高いP波が観察されます（図7A）．発作性上室頻拍のように突然に発症・停止はせず，徐々に心拍数が変化することが多いです．

2）心房頻拍

心房頻拍は，心房局所からの速い興奮発生や，心房筋障害・術後創部が頻拍回路となって発生します．起源が洞結節近傍でなければ，P波は洞調律と異なることが多いです．房室ブロックの合併がなければP波はQRS波の少し前に位置します．図7BではP波を拡大するとプラス（➤）-マイナス（➤）-プラス（➤）と三相性になっており，洞調律のP波と異なることがわかります．

3）逆方向性房室リエントリー性頻拍

洞調律時には顕性WPW症候群の波形を認めます（図7C ◢ はデルタ波を示す）．発作時に心房→副伝導路→心室→刺激伝導系→心房の順で頻拍回路が形成され，幅の広いQRSを呈する頻拍発作となります．

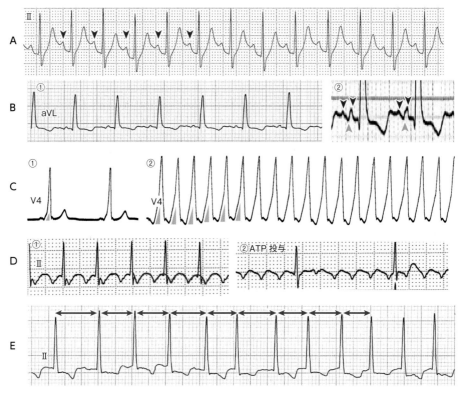

図7 ● 発作性上室頻拍の鑑別診断

A) 洞頻脈. II誘導で陽性P波を認める（➤）. B) 心房頻拍. QRS直前に三相性（②➤➤）の異所性P波を認める. C) 逆方向性房室リエントリー性頻拍. 洞調律時は顕性WPW症候群を示す（①）. 頻拍中は洞調律と同じ形の幅の広いQRS波形となっている（②）. D) 心房粗動. 鋸歯状波がQRS, T波と重なっている（①—）. ATP静注で鋸歯状波（F波）が顕在化した（②）. E) 心房細動. RR間隔が一定でない絶対性不整脈を示す.

4）心房粗動

　　心房粗動は心房拍数に対し心室拍数が2：1を示す場合，F波がT波やQRS波と重なり，発作性上室頻拍との鑑別が必要になります．通常の心房粗動の心房拍数は300回/分（FF間隔200 ms）であり，心室に2：1伝導する場合はRR間隔が400 ms（200×2）となり，心拍数は150回/分となります（**図7D**）．鑑別の方法としては房室結節伝導を抑制する薬剤（ベラパミル，ATP）を投与すると房室伝導比が3：1〜4：1となりRR間隔の間に鋸歯状波が確認できます．

5）心房細動

　　心房細動では，心拍数が早いと一見規則的にみえることがありますが，少し長めの記録を行い，各RR間隔を確認すると一拍ごとにRR間隔が変化しているのがわかります（**図7E**）．

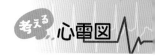

▶ おわりに

　発作性上室頻拍は救急外来でも比較的よく遭遇する疾患であり，緊急時の対処，鑑別はぜひ押さえておいてください.

◆ 参考文献

1）2020年改訂版 不整脈薬物治療ガイドライン（日本循環器学会/日本不整脈心電学会合同ガイドライン）：http://www.j-circ.or.jp/cms/wp-content/uploads/2020/01/JCS2020_Ono.pdf（2023年2月閲覧）
2）「臨床循環器学」（伊藤　浩，坂田泰史/編），文光堂，2021
3）「Goldberger's Clinical Electrocardiology」（Ary LG, et al），Elsevier，2018

森田　宏
（Hiroshi Morita）
岡山大学学術研究院医歯薬学領域 先端循環器治療学
1992年岡山大学卒業，岡山大学病院，大阪市立総合医療センターで研修を行い，2004年から3年間，米国インディアナ大学クラナート心臓研究所に留学. 2013年より現職.

Book Information

レジデントノート増刊 Vol.21 No.2
発行 羊土社

心電図診断ドリル
波形のここに注目!

森田　宏／編

● 心電図をしっかり判読するための基本を凝縮して解説!
● 45の症例問題を繰り返し読み込むことで確かな心電図診断力が身につく!

□ 定価5,170円(本体4,700円+税10%)　□ B5判　□ 271頁　□ ISBN 978-4-7581-1624-4

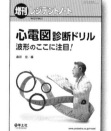

内科病棟診療のための

Practice-Changing Evidence

いつもの診療をアップデート

本連載では，臨床現場ではまだ十分に実施されていないものの，今後の常識となりうる「診療を変えるエビデンス（Practice-Changing Evidence）」を紹介します．今の診療を見直して，より良い病棟診療を目指しましょう．

第8回

せん妄の診断と重症度

折原史奈，原田　拓

練馬光が丘病院 総合救急診療科／質の高い病棟診療ワーキンググループ（日本病院総合診療医学会）

Point

- 一般病棟でのせん妄の診断には3D-CAMが有用
- せん妄の重症度は臨床的な転帰に関連しCAM-Sで評価できる

はじめに

　　DSM-5の診断基準・分類によれば，せん妄は短期間のうちに出現する日内変動のある注意力・意識・認知機能障害です．過活動型・低活動型・混合型の3つのサブタイプに分類され，多彩な症状をきたします（表1，2）．本邦では入院患者の73％が65歳以上の高齢者ですが[1]，せん妄は入院中の高齢者に高率にみられます．70歳以上の一般内科患者の3分の1がせん妄を抱えており，その半数は入院時に，残りの半数は入院中に発症しています[2]．しかしながら，医療者はせん妄をきたした患者の約4割しか認識できていないと報告されています[3]．せん妄への介入が遅れることで死亡率が高まるとの報告もあり[4]，見逃しを減らし適切に対応することには重要な意義があります．せん妄への早期介入により身体抑制を減らすことができ患者のQOL向上や医療者側の負担の軽減にもつながるでしょう．今回はせん妄に関する近年の研究の進展を押さえつつ，その診断や重症度評価のエビデンスについて触れていきます．

症例

　　特別養護老人ホームに入所中の86歳女性．腹痛，嘔吐を主訴に来院し，癒着性腸閉塞の診断で経鼻胃管を留置され入院となった．難聴はあるものの見当識は保たれていた．数日後，日中は寝ていることが多く，夜は騒いで寝ていないと看護師から報告を受けた．

研修医：看護師さんから夜勤帯に騒がれて困っていると相談を受けました．せん妄だと思うのですが，どんな薬を使えばいいのか教えてください．

指導医：薬物治療を考える前に，せん妄と診断した根拠はなんでしょう？

研修医：看護師さんがせん妄だと言っていたので，自分もそう思い込んでしまいました…．

指導医：まずはせん妄を正しく診断してみましょう．

表1 ● せん妄の診断基準 (DSM-5)

A. 注意の障害（すなわち，注意の方向付け，集中，維持，転換する能力の低下）および意識の障害（環境に対する見当識の低下）
B. その障害は短期間のうちに出現し（通常数時間〜数日），もととなる注意および意識水準からの変化を示し，さらに1日の経過中で重症度が変動する傾向がある
C. さらに認知の障害を伴う（例：記憶欠損，失見当識，言語，視空間認知，知覚）
D. 基準AおよびCに示す障害は，ほかの既存の，確定した，または進行中の神経認知障害ではうまく説明されないし，昏睡のような覚醒水準の著しい低下という状況下で起こるものではない
E. 病歴，身体診察，臨床検査所見から，その障害がほかの医学的疾患，物質中毒または離脱（すなわち乱用薬物や医薬品によるもの），または毒物への曝露，または複数の病因による直接的な生理学的結果により引き起こされたという証拠がある

上記A〜Eのすべてを満たす場合にせん妄と診断する

「DSM-5 精神疾患の診断・統計マニュアル」（日本精神神経学会/日本語版用語監修，高橋三郎，大野 裕/監訳），p588，医学書院，2014より転載.

表2 ● せん妄のサブタイプ

過活動型せん妄	24時間以内に以下のうち2項目以上の症状（せん妄発症前より認める症状ではない）が認められた場合 ・運動活動性の量的増加 ・活動性の制御喪失 ・不穏 ・徘徊
低活動型せん妄	24時間以内に以下のうち2項目以上の症状（せん妄発症前より認める症状ではない）が認められた場合（活動量の低下または行動速度の低下は必須） ・活動量の低下 ・行動速度の低下 ・状況認識の低下 ・会話量の低下 ・会話速度の低下 ・無気力 ・覚醒の低下/引きこもり
混合型	24時間以内に，過活動型・低活動型両方の症状が認められた場合
サブタイプなし	24時間以内に，過活動型・低活動型いずれでもないことが認められた場合

文献13より引用.

● せん妄のリスクと評価方法

　　せん妄にはリスク要因と促進要因があります[2]．リスク要因のうち特に多いのが高齢，認知症，機能障害，併存疾患で，そのほかに男性，視力障害，聴力障害，抑うつ，検査結果異常，アルコール依存などがあります．促進要因には薬剤（ステロイド，抗コリン薬，オピオイド），手術，疼痛，貧血，感染症，急性疾患，慢性疾患の急性増悪，デバイス留置などがあります[2]．本症例の，高齢者で難聴があり，腸閉塞という急性疾患で入院し，経鼻胃管を留置…というこの状況はすでにせん妄の高リスクということになります．となればこの時点で促進因子をできるかぎり是正しつつ，日々せん妄を発症していないか注意深く観察すべきでしょう．

　　日内変動のある注意力障害や意識障害に気がついたら，せん妄の具体的な評価ツールを用いてみましょう．しかし，せん妄の診断の困難さに悩む医療者は少なくありません．特に一般病棟領域での診断に関してはCAM（Confusion Assessment Method）をはじめDRSR-98, DOSS,

MDASなどのツールが検証されていますが，一部の基準は訓練が必要だったり，煩雑だったり，「スクリーニング評価」としてのツールであって診断のツールではなかったりといった問題もあります[5]．また，多職種でせん妄発症の予防に取り組むためのDELTA（DELirium Team Approach）プログラムで使われる「せん妄アセスメントシート」などのチャートレビューによるせん妄の診断は感度74％・特異度83％といわれ，実はそこまで診断精度は高くありません[6, 7]．そんななか，本稿では近年開発され，スクリーニングにも診断にも有用とされる，「3D-CAM」のエビデンスを紹介します．

論文1　3D-CAMは高い診断精度と簡便性をもつせん妄診断ツールである

Marcantonio ER, et al：3D-CAM：derivation and validation of a 3-minute diagnostic interview for CAM-defined delirium：a cross-sectional diagnostic test study. Ann Intern Med, 161：554-561, 2014（PMID：25329203）

論文2　3D-CAMはCAM-ICUと比べ，一般病棟におけるせん妄診断において高い感度を有する

Kuczmarska A, et al：Detection of Delirium in Hospitalized Older General Medicine Patients：A Comparison of the 3D-CAM and CAM-ICU. J Gen Intern Med, 31：297-303, 2016（PMID：26443577）

3D-CAMはCAMの構成要素をもとにつくられた診断ツールであり，せん妄に対して感度95％・特異度94％（認知症がある患者においても感度96％・特異度86％）という良好な診断精度を発揮し，なおかつ所要時間は約3分程度という優れものです[8]．さらに一般病棟における診断精度において，ICU設定でよく使われているCAM-ICUと比較した研究では，3D-CAMは感度95％・特異度93％であった一方で，CAM-ICUは感度53％・特異度100％でした．認知症の患者でも軽症患者でも3D-CAMの方が一貫して感度が高く，さらに所要時間もほぼ同等（3分 vs 4分）という結果が示されています[9]．

3D-CAMは米国せん妄学会のページで日本語版も公開されているのでぜひ参照ください[14]．

3D-CAM

論文3　せん妄の重症度はCAM-Sで評価でき，患者の転帰と関連する

Inouye SK, et al：The CAM-S：development and validation of a new scoring system for delirium severity in 2 cohorts. Ann Intern Med, 160：526-533, 2014（PMID：24733193）

診断だけでなく，「重症度」に関しても近年研究が進んできたところを押さえておきましょう．せん妄の重症度はICU在院日数と自宅退院割合に強く関連するという報告があります（死亡率，入院期間，身体能力，認知能力，苦痛，QOLに関しては結論が出ていない）[10]．重症度

の評価に関してはいろいろな尺度が報告されていますが[11]，今回は「CAM-S」について紹介します[12]．CAM-Sは項目（表3）を見てもわかるように，CAMに基づいて作成されています．CAM-Sはshort-formであればわずか4項目のみでせん妄の重症度判定を行うことができます．ある研究では，高齢入院患者のCAM-Sが最高点であることは，すべての院内転帰（入院期間，入院中のコスト，療養施設への入所，身体機能低下，認知機能低下）および退院後転帰（90日以内の死亡や入所，30日時点での機能低下）の悪化に有意に関連を示していました[12]．したがって，せん妄の診断も重要ですが，重症度という観点も持ち合わせるようにしておきましょう．

コラム せん妄と鑑別が必要な病態

せん妄の診断において認知症，うつ病，精神疾患との鑑別は臨床上重要，かつ出会う頻度が高いです．Alzheimer型認知症をはじめ他疾患では意識変容を伴わず精神状態の変化は数カ月〜数年単位で進行するのに対して，せん妄では意識変容を伴い精神状態の変化は日内変動を認めるほど急速です．特に急性発症である点は大きな手がかりであり，患者の普段の意識や認知機能の確認を怠ると診断できないので注意が必要です．また，うつ病は低活動性せん妄との鑑別が必要ですが，せん妄は1日中症状が続くのに対して，うつ病では午後に症状が軽快することが多いです．せん妄と認知症・うつ病・精神疾患との主な鑑別を表4に示します[3]．

表3 ● CAM-S

特徴	重症度スコア		
	なし	認める	著明に認める
① 急性発症と変動性の経過	0	1	－
② 注意散漫	0	1	2
③ 支離滅裂な思考	0	1	2
④ 意識レベルの変化	0	1：過覚醒，無気力	2：昏迷，昏睡
⑤ 見当識障害	0	1	2
⑥ 記銘力障害	0	1	2
⑦ 知覚障害	0	1	2
⑧ 興奮	0	1	2
⑨ 精神運動の遅延	0	1	2
⑩ 睡眠リズム障害	0	1	2
short-form	①〜④の特徴で判断（スコア：0〜7点）		
long-form	①〜⑩の特徴で判断（スコア：0〜19点）		

文献15より引用．
＊CAMでは①＋②＋③または④でせん妄と診断．

表4● せん妄と認知症・うつ病・精神疾患との鑑別点

	せん妄	Alzheimer型認知症	うつ病	精神疾患
精神状態の急激な変化	+	−（数カ月〜数年にわたる進行性）	−	±
注意力障害	+	±	±	±
意識変容	+	−	−	−
まとまりのない思考	+	±	−	+
精神活動の変化	+	±	+	+
症状の慢性的な持続	±	+	+	±

文献3より引用.

症例のその後

研修医：施設にいたころは昼夜逆転などはなくしっかりされていたようです．3D-CAMを行ったところせん妄の判断になり，助聴器を使用し経鼻胃管を抜去したら，注意力障害が消失し覚醒リズムも整いました．

指導医：不要な投薬を避けられてよかったですね．

おわりに

高齢者の病棟管理においてせん妄は頻度の高いプロブレムです．高齢者の入院が決まったらまずはせん妄のリスク要因と促進要因の評価およびせん妄予防を行い，発症を疑った場合は3D-CAMを中心とした診断ツールを用いて判断をしましょう．

◆ 引用文献 （読ん得度：読んで得するかどうかについてを著者が一定の吟味と偏見で決めた指標）

1）厚生労働省：平成29年（2017）患者調査の概況．2019
https://www.mhlw.go.jp/toukei/saikin/hw/kanja/17/dl/kanja-01.pdf
↑厚生労働省による2017年度の患者のデータ．読ん得度：★☆☆☆☆

2）Marcantonio ER：Delirium in Hospitalized Older Adults. N Engl J Med, 377：1456-1466, 2017
（PMID：29020579）
↑NEJMのせん妄のレビュー，かなり整理されています．読ん得度：★★★★☆

3）Oh ES, et al：Delirium in Older Persons：Advances in Diagnosis and Treatment. JAMA, 318：
1161-1174, 2017（PMID：28973626）
↑JAMAのせん妄のレビュー，診断と治療に関してまとまっています．読ん得度：★★★★☆

4）Heymann A, et al：Delayed treatment of delirium increases mortality rate in intensive care unit
patients. J Int Med Res, 38：1584-1595, 2010（PMID：21309472）
↑ICUにおけるせん妄への治療の遅延が予後悪化と関連したという報告．読ん得度：★☆☆☆☆

5）Helfand BKI, et al：Detecting Delirium：A Systematic Review of Identification Instruments for
Non-ICU Settings. J Am Geriatr Soc, 69：547-555, 2021（PMID：33135780）
↑非ICU設定におけるせん妄の診断ツールに関してのシステマティックレビュー．読ん得度：★★☆☆☆

6）Inouye SK, et al：A chart-based method for identification of delirium：validation compared with interviewer ratings using the confusion assessment method. J Am Geriatr Soc, 53：312-318, 2005（PMID：15673358）
　↑チャートレビューによる診断の精度を調べた研究．読ん得度：★★☆☆☆

7）Ogawa A, et al：Quality of care in hospitalized cancer patients before and after implementation of a systematic prevention program for delirium：the DELTA exploratory trial. Support Care Cancer, 27：557-565, 2019（PMID：30014193）
　↑日本における DELTA の有効性を示した研究．読ん得度：★★★☆☆

8）Marcantonio ER, et al：3D-CAM：derivation and validation of a 3-minute diagnostic interview for CAM-defined delirium：a cross-sectional diagnostic test study. Ann Intern Med, 161：554-561, 2014（PMID：25329203）
　↑論文1. 膨大なデータをもとにつくられた 3D-CAM の精度を検証した研究．読ん得度：★★★★★

9）Kuczmarska A, et al：Detection of Delirium in Hospitalized Older General Medicine Patients：A Comparison of the 3D-CAM and CAM-ICU. J Gen Intern Med, 31：297-303, 2016（PMID：26443577）
　↑論文2. 非ICUにおける CAM-ICU と 3D-CAM の診断精度を比較した研究．読ん得度：★★★★☆

10）Rosgen BK, et al：The association of delirium severity with patient and health system outcomes in hospitalised patients：a systematic review. Age Ageing, 49：549-557, 2020（PMID：32342978）
　↑せん妄の重症度と予後悪化の関連を検証したシステマティックレビュー．読ん得度：★★★☆☆

11）Jones RN, et al：Assessment of Instruments for Measurement of Delirium Severity：A Systematic Review. JAMA Intern Med, 179：231-239, 2019（PMID：30556827）
　↑せん妄の重症度の評価尺度を検証したシステマティックレビュー．読ん得度：★★★☆☆

12）Inouye SK, et al：The CAM-S：development and validation of a new scoring system for delirium severity in 2 cohorts. Ann Intern Med, 160：526-533, 2014（PMID：24733193）
　↑論文3. CAM-Sによる重症度と予後との関連性を検証した研究．読ん得度：★★★★☆

13）Meagher D, et al：A new data-based motor subtype schema for delirium. J Neuropsychiatry Clin Neurosci, 20：185-193, 2008（PMID：18451189）

14）American Delirium Sosiety：AGS COCARE® ：CAM AND HELP TOOLS：3D-CAM（Includes 3D-CAM-S Severity）.
https://americandeliriumsociety.org/wp-content/uploads/2021/08/3D-CAM_Japanese.pdf

15）American Delirium Sosiety：AGS COCARE® ：CAM AND HELP TOOLS：CAM-S Severity Scoring System.
https://americandeliriumsociety.org/wp-content/uploads/2021/08/CAM-S-DeliriumSeverity_Scoring.pdf

紹介した論文のまとめ

		① Marcantonio ER, et al：3D-CAM：derivation and validation of a 3-minute diagnostic interview for CAM-defined delirium：a cross-sectional diagnostic test study. Ann Intern Med, 161：554-561, 2014 （PMID：25329203）	② Kuczmarska A, et al：Detection of Delirium in Hospitalized Older General Medicine Patients：A Comparison of the 3D-CAM and CAM-ICU. J Gen Intern Med, 31：297-303, 2016 （PMID：26443577）
クリニカルクエスチョンとその回答		**重要度：★★★★☆** ・CAMをもとにつくられた3分で終わる3D-CAMはせん妄の診断に寄与するか？ →Yes. 感度95％・特異度94％の診断精度となり，認知症のある患者でも問題なかった.	**重要度：★★★★☆** ・一般病棟においてせん妄の診断にCAM-ICUと3D-CAMはどちらが優れているか？ →3D-CAMのほうが感度が高く，かかる時間も同等だった.
研究デザインと方法	研究の方法論と対象	**方法論** ・前向き導入と検証コホート研究 **対象** ・75歳以上で一般内科や老年内科に入院し，英語で会話が可能，末期ではない，2日以上入院が予想される人.	**方法論** ・横断比較研究 **対象** ・75歳以上で一般内科や老年内科に入院し，英語で会話が可能，末期ではない，2日以上入院が予想される人.
	介入（曝露）と対照，アウトカム	**測定項目** ・CAMの4つの特徴を表している20の項目を特定し3D-CAMを作成した. せん妄の診断は経験豊富なスタッフによる45分の面接および周辺情報の収集に基づき，最終的に専門家パネルによってDSM-Ⅳの基準に従って判定された. ・3D-CAMによる診断はすべての患者および認知症の有無のサブグループにおいて比較された.	**測定項目** ・せん妄の診断は経験豊富なスタッフによる45分の面接および周辺情報の収集に基づき，最終的に専門家パネルによってDSM-Ⅳの基準に従って判定された. ・3D-CAMとCAM-ICUはほかの追加の評価者によって実施された.
結果と結論		**代表的な結果** ・201人が対象（平均84歳，認知症は28％）となった. ・3D-CAMは感度95％・特異度94％だった. ・認知症がある患者では感度96％・特異度86％，認知症がない患者では感度93％・特異度96％の結果だった. **結論** ・3D-CAMは3分で終わる構造的な面接でありせん妄の診断に有用である.	**代表的な結果** ・101名（平均年齢84±5.5歳，女性61％，認知症25％）が該当した. 24％にうつ，26％に認知症，52％にCharlosonスコア3点以上の多併存疾患があった. 19％の患者にせん妄が認められた. ・3D-CAMの評価は3分，CAM-ICUの評価は4分かかった. ・3D-CAMは感度95％・特異度93％，CAM-ICUは感度53％・特異度100％の結果だった. 認知症群や軽症のせん妄でも3D-CAMのほうが感度が高い結果だった. **結論** ・一般内科の高齢入院患者において3D-CAMはCAM-ICUと比較してかかる時間も同程度で感度が高い結果だった.
実臨床への応用		**臨床応用のしやすさ：★★★★☆** ・日本語版がオンラインで参照可能. ・高い感度と特異度，慣れれば5分以内で完了する. **今日からできること** ・3D-CAMの項目をみてせん妄の診断に有用な質問内容を押さえる. ・3D-CAM日本語版をいつでも閲覧・印刷できるようにしておく.	**臨床応用のしやすさ：★★★★☆** ・一般病棟に入院している患者のせん妄の検出にはCAM-ICUより3D-CAMの方が有用. **今日からできること** ・3D-CAMの項目をみてせん妄の診断に有用な質問内容を押さえる. ・3D-CAM日本語版をいつでも閲覧・印刷できるようにしておく.

		③ Inouye SK, et al：The CAM-S：development and validation of a new scoring system for delirium severity in 2 cohorts. Ann Intern Med, 160：526-533, 2014（PMID：24733193）
クリニカルクエスチョンとその回答		**重要度：★★★★☆** ・CAMの項目の加算に基づいてつくられた重症度評価CAM-Sは臨床的な転帰に関連しているか？ → Yes. CAM-Sは院内転帰（入院期間，入院中のコスト，療養施設への入所，身体機能低下，認知機能低下）と有意に相関した.
研究デザインと方法	研究の方法論と対象	**方法論** ・前向きコホート研究の検証・解析 **対象患者** ・外科患者（全身麻酔または局所麻酔で整形外科，血管外科，一般外科の手術を予定し，少なくとも2日間の入院が予想される人）と内科患者（1995年3月25日から1998年3月18日までに内科に入院した患者）のうち，70歳以上で入院時にせん妄はなくせん妄のリスクが中等度以上.
	介入（曝露）と対照，アウトカム	**測定項目** ・せん妄の評価は訓練を受けたものが毎日行い，10〜15分かかった. ・せん妄の診断はCAMを用いた. ・CAM-SはCAMの4つの特徴をもとにして4項目のshort-formと10項目のlong-formの2つを作成した. 2人の観察者が盲検で評価した. ・院内の臨床転帰は入院期間，入院中のコスト，療養施設への入所，身体機能低下，認知機能低下とし，入院中のCAM-Sの最高得点との関連を評価した.
結果と結論		**代表的な結果** ・CAM-Sの最高得点はすべての院内転帰（入院期間，入院中のコスト，療養施設への入所，身体機能低下，認知機能低下）と有意な相関があった. ・すべての病院後の転帰（90日以内の死亡，最初の90日以内のコスト，死亡ないし90日時点での入所，30日時点での機能低下）に有意に関連があった. **結論** ・CAM-Sはせん妄の重症度評価として有用であり臨床的な転帰と相関する.
実臨床への応用		**臨床応用のしやすさ：★★★☆☆** ・CAMの構成要素の加算が重症度や臨床的な転帰と相関する. **今日からできること** ・せん妄を診断だけでなく「重症度」という概念でも捉える.

折原史奈
Fumina Orihara

練馬光が丘病院 総合救急診療科
順天堂大学医学部卒業，現在練馬光が丘病院で内科プログラムを専攻しています. 慢性期疾患や在宅医療が身近で，治療だけでなく患者さんの望む生活をサポートするのが医療なのだと日々感じています. 患者さんのハッピーを一緒に考えたい！ という方はぜひ見学にいらしてください！

原田　拓
Taku Harada

練馬光が丘病院 総合救急診療科
質の高い病棟診療ワーキンググループ（日本病院総合診療医学会）
獨協医科大学病院 総合診療科 非常勤スタッフ医師
診断プロセス，Hospitalist，高齢者医療に興味がある総合診療医です. 近年発足した質の高い病棟診療WGのメンバーの1人に入れさせていただいて活動をしております. WGのほうでも病院のほうでも総合診療や病棟診療に興味ある方お待ちしております. 総合救急診療科のFBページやツイッターのほうもフォローお待ちしております！！

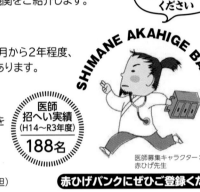
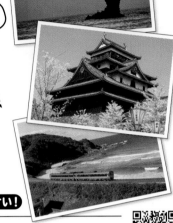
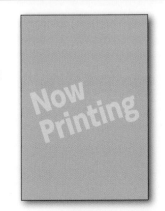

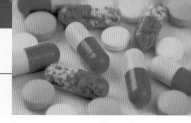

よく使う日常治療薬の正しい使い方

心肺蘇生時に用いる薬剤
慣習とエビデンスの現在（いま）を知ろう

山内素直（友愛医療センター 救急科）

◆薬の使い方のポイント・注意点◆

・心肺蘇生で最も重要なのは，「質の高いCPR」を行うことであり，その基本である「正しい胸骨圧迫」なくして蘇生は語れない．薬剤の選択や投与に集中しすぎるあまりに心肺蘇生の基礎が疎かにならないように注意する．

・心肺蘇生には，古くから慣習的にアドレナリンなど多数の薬剤が用いられてはいるが，その有用性に関してはいまだに確固としたエビデンスは存在しない．今後，アルゴリズムやそれに用いられる薬剤は適宜アップデートされていくと思われ，常に最新の情報にアンテナを張っておく必要がある．

1．心肺蘇生を行ううえで一番大切なこと

　心肺蘇生（cardiopulmonary resuscitation：CPR）は，ACLS（Advanced Cardiac Life Support）やICLS（Immediate Cardiac Life Support）など，その対応に重点を置いた各種のトレーニングコースが多数開催されており，国際的にもほぼ統一されたアルゴリズムに基づいて行われる．心肺蘇生の際には薬剤も用いられるが，アルゴリズムに登場する薬剤は多くなく，その使い方を覚えるのに苦労するほどではない．必要な薬剤を，正しいタイミングで正しい量だけ用いることは心肺蘇生を行ううえで重要であることは間違いないが，蘇生で用いる薬剤について学ぶ前に，それよりも大切な大前提を知っておく必要がある．

　実は薬剤投与は，心肺蘇生を行ううえで「一番大切なこと」ではない．心肺蘇生で一番重要なことは「質の高いCPR（high-quality CPR）」を行うことであり，それはひとえに「正しい胸骨圧迫を行う」と

いうこととほぼ同義である．また，電気ショックの適応がある心電図波形〔VF（ventricular fibrillation：心室細動），無脈性VT（ventricular tachycardia：心室頻拍）〕の場合は，すみやかに電気ショックを行うことが薬剤投与よりも重要であることも忘れてはならない．これが現場で実際の心肺蘇生にあたるわれわれにとって意味することは，**薬剤の選択や投与に集中しすぎるあまり，心肺蘇生で一番大切な基本の部分である「胸骨圧迫」や「電気ショック」を疎かにしないよう，その場にいる全員が注意を払いながら心肺蘇生に対応する必要がある**ということにほかならないだろう．

【質の高いCPR】[1]

・症状を認識してから10秒以内に胸骨の圧迫を開始すること

・適切な強さ（少なくとも5 cmの深さ）とリズム（100〜120回/分）で胸骨を圧迫すること

・胸骨圧迫の解除を完全に行うこと

・適切な量とリズムで換気を行うこと

・胸骨圧迫の中断時間を最小限に抑えること

　とはいえ，AHA（American Heart Association）ガイドライン2020（以下，AHA G2020）で心肺蘇生時には質の高いCPRに加えてできる限り早期のアドレナリン投与が推奨されているほか[2]，心肺停止の原因によっては薬剤でそれを解除できる可能性があるなど，アドレナリンに限らず薬剤投与も心肺蘇生に大切なプロセスの1つであることに違いはない．

　大切な大前提を守ったうえで，心肺蘇生時にどのような理由でどのような薬剤が使用されるのか，さらには現時点でのエビデンスなどにも考えを巡らせながら，AHA G2020で示されているそれぞれの薬剤についてみていこう．

2．心肺蘇生に用いられる薬剤の作用機序

AHA G2020の成人の心停止アルゴリズム（図）[3]で，蘇生に用いられる薬剤は3つのみである（低血糖や電解質異常などの心停止の原因を是正するために用いる薬剤は除く）．

1）アドレナリン

アドレナリンは1970年代から蘇生に用いられる薬剤である．アドレナリンが心停止患者の蘇生に用いられる理由は，主にそのα受容体刺激作用にある．アドレナリンがα受容体に作用することで，CPR中の大動脈圧および冠動脈灌流圧が上昇し，心筋血流および脳血流が増加することで心拍再開に有用[4, 5]とされている．一方で，アドレナリンはβ受容体刺激作用も有しているが，β受容体刺激は心筋仕事量を増加させ，心内膜下灌流を減少させる可能性があり，CPRにおけるこの作用の効果はいまだ議論がある[6]．

半世紀にわたって慣習的に心肺蘇生に用いられている薬剤ではあるが，アドレナリンによって心停止患者のアウトカムが改善するかという点や，その適切な投与量などに関しては，実はいまだ確固としたエビデンスに乏しい．院外心停止患者に対するアドレナリンの安全性と有用性を調べた2018年のPARAMEDIC-2[7]では，**院外で心停止に陥った患者において，アドレナリン投与はプラセボ群と比較して30日後の生存率を有意に上昇させることが示されたが，一方で良好な神経学的予後に関しては両群で有意差はなく，アドレナリン使用群での生存者でより重度の神経学的後遺症が残るという負の側面が報告された**．また，ほかの複数のシステマティックレビューでも，院外心停止患者へのアドレナリン使用を支持するエビデンスには乏しいと結論づけられている．

とはいえ，心停止からの蘇生率は，それが起こった状況（病院内発生か病院外発生か，初期波形は電気ショック適応波形か，バイスタンダーCPRがあったか，薬剤投与までの時間，心停止の原因など）によっても大きく異なることも考慮しなければいけない．先述のような研究報告を踏まえたうえで，心停止からアドレナリン投与までの時間的要素を検証したシステマティックレビュー[8]では，**心停止後早期（10分以内）にアドレナリンを投与された群では，そうでない群と比べて，生存退院や病院到着前の心拍再開（return of spontaneous circulation：ROSC）および良好な神経学的予後の確率が有意に高くなる**ことが示された．特に，初期波形が電気ショックの適応がある症例（VF/無脈性VT）であれば，そうでない場合と比較してアドレナリン投与により生存退院およびより良好な神経学的予後が有意に増加するとされた．

AHA G2020では，アルゴリズムに示されているように，電気ショックの適応のない場合〔無脈性電気活動（pulseless electrical activity：PEA）/心静止〕はできるだけ早期にアドレナリン投与を行うことが推奨されており，電気ショックの適応がある場合（VF/無脈性VT）には初回の除細動が不成功だった後にアドレナリンを投与することは妥当としている．心停止に対するアドレナリン投与のエビデンスはまだ議論の残るところではあるが，現時点ではこれまで通り，**できるだけ早期にアドレナリン投与できるように努める必要がある**だろう．

● 薬の使い方

製品名	アドレナリン注0.1％シリンジ「テルモ」，ボスミン®など
適応	すべての心停止（VF，無脈性VT，PEA，心静止）
投与方法	3〜5分ごとに1mg静注もしくは骨髄内投与

アドレナリン1mgを投与するのは，心停止のときのみ（アナフィラキシーでは使用量および投与方法が違うので，絶対に間違わないように注意すること）．

2）抗不整脈薬（アミオダロン，リドカイン）

AHA G2020では，電気ショックに反応しないVFおよび無脈性VTには，抗不整脈薬としてアミオダロンもしくはリドカインが使用される．

❶ アミオダロン

アミオダロンはVaughan Williams分類クラスIII群に分類される抗不整脈薬で，K+チャネル，Na+チャネル，Ca2+チャネル，α受容体，β受容体などに拮抗作用を呈し，心臓に複雑に作用する．主な作用は

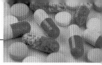

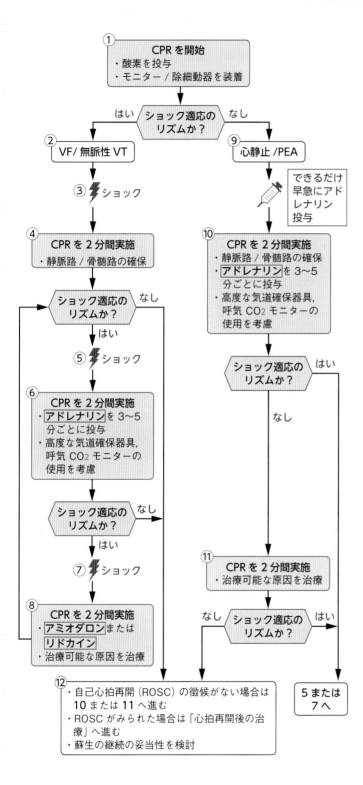

① **CPR を開始**
・酸素を投与
・モニター／除細動器を装着

ショック適応のリズムか？　はい　なし

② **VF/ 無脈性 VT**

③ ⚡ショック

④ **CPR を 2 分間実施**
・静脈路／骨髄路の確保

ショック適応のリズムか？　なし

はい

⑤ ⚡ショック

⑥ **CPR を 2 分間実施**
・アドレナリンを 3～5 分ごとに投与
・高度な気道確保器具，呼気 CO_2 モニターの使用を考慮

ショック適応のリズムか？　なし

はい

⑦ ⚡ショック

⑧ **CPR を 2 分間実施**
・アミオダロンまたはリドカイン
・治療可能な原因を治療

⑨ **心静止 /PEA**

できるだけ早急にアドレナリン投与

⑩ **CPR を 2 分間実施**
・静脈路／骨髄路の確保
・アドレナリンを 3～5 分ごとに投与
・高度な気道確保器具，呼気 CO_2 モニターの使用を考慮

ショック適応のリズムか？　はい

なし

⑪ **CPR を 2 分間実施**
・治療可能な原因を治療

ショック適応のリズムか？　なし　はい

⑫
・自己心拍再開（ROSC）の徴候がない場合は 10 または 11 へ進む
・ROSC がみられた場合は「心拍再開後の治療」へ進む
・蘇生の継続の妥当性を検討

5 または 7 へ

CPR の質
・強く（少なくとも 5 cm），速く（100～120 回／分）押し，胸郭が完全に元に戻るようにする．
・胸骨圧迫の中断を最小限にする．
・過換気を避ける．
・2 分ごとに，または疲労した場合はそれより早く圧迫担当を交代する．
・高度な気道確保がなされていない場合は，30 回の胸骨圧迫に対して 2 回の人工呼吸を行う．
・定量的波形表示呼気 CO_2 モニター－P_{ETCO_2} が低いまたは低下している場合，CPR の質を再評価する．

除細動のショックエネルギー量
・二相性：製造業者の推奨値（初回エネルギー量 120～200 J）．不明な場合は最大値に設定する．2 回目以降のエネルギー量は初回と同等とし，エネルギー量の増加を考慮してもよい．
・単相性：360 J

薬物療法
・アドレナリン静注／骨髄内投与：3～5 分ごとに 1 mg
・アミオダロン静注／骨髄内投与：初回投与量：300 mg ボーラス投与．2 回目投与量：150 mg
「または」
リドカイン静注／骨髄内投与：初回投与量：1～1.5 mg/kg．2 回目投与量：0.5～0.75 mg/kg．

高度な気道確保
・気管挿管または声門上の高度な気道確保
・波形表示呼気 CO_2 モニターまたはカプノメトリによる気管チューブの位置の確認およびモニタリング
・高度な気道確保器具を装着したら，胸骨圧迫を続行しながら 6 秒ごとに 1 回（1 分あたり 10 回）の人工呼吸

自己心拍再開（ROSC）
・脈拍および血圧
・P_{ETCO_2} の突発的な持続的増加（通常は ≧ 40 mmHg）
・動脈内モニタリングで自己心拍による動脈圧波形を確認

治療可能な原因
・循環血液量減少（Hypovolemia）
・低酸素症（Hypoxia）
・水素イオン（Hydrogen ion）（アシドーシス）
・低／高カリウム血症（Hypo-/hyperkalemia）
・低体温症（Hypothermia）
・緊張性気胸（Tension pneumothorax）
・心タンポナーデ（Tamponade, cardiac）
・毒物（Toxins）
・肺動脈血栓症（Thrombosis, pulmonary）
・冠動脈血栓症（Thrombosis, coronary）

図　成人の心停止アルゴリズム
文献 3 より引用.

K^+チャネル阻害で，心筋細胞膜の活動電位持続時間および有効不応期を延長させることで抗不整脈作用を呈するとされる．

❷ リドカイン

リドカインはVaughan Williams分類クラスIb群に分類される抗不整脈薬で，Na^+チャネル阻害作用を有する．これにより，伝導速度を延長させ，心筋細胞膜の活動電位持続時間および有効不応期を短縮させることで抗不整脈作用を呈するとされる．

❸ アミオダロン・リドカインの有効性

院外心停止症例で電気ショック抵抗性のVF/無脈性VTに対するアミオダロンとリドカインの有効性を検証したARREST試験[9]およびALIVE試験[10]では，アミオダロンもしくはリドカインの投与は，ROSCや生存入院の確率を有意に上昇させるとされたが，その後より大規模に行われたROC-ALPS試験[11]では，いずれの薬剤も，プラセボと比較しても生存退院率や良好な神経学的予後に関して有効性は示されなかった．しかし，サブグループ解析ではいずれの薬剤でも，目撃のある心停止群ではそうでない群と比較して生存退院が有意に多かったことが示され，適応のある患者に対してできるだけすみやかに，質の高いCPRの開始，電気ショック，そして薬剤投与を行うことがよりよい予後へのカギとなると考えられている．以上より，AHAでは電気ショック抵抗性のVF/無脈性VTに対してアミオダロンもしくはリドカインの投与を検討してもよく，目撃のある心停止で薬剤投与が早期にできる症例では特に有用と考えられるとしている[12]．

実際の臨床現場では，初回の電気ショックに反応しないVF/無脈性VTには，できる限り早期にアミオダロンもしくはリドカインの投与を行うことが望ましい．

● 薬の使い方

製品名	アンカロン®
適応	電気ショックに反応しないVF/無脈性VT
投与方法	① 初回300 mgを静注もしくは骨髄内投与 ② 2回目は150 mgを静注もしくは骨髄内投与

製品名	リドカイン静注液2%「テルモ」など
適応	電気ショックに反応しないVF/無脈性VT
投与方法	① 初回1～1.5 mg/kgを静注もしくは骨髄内投与 ② 2回目は0.5～0.75 mg/kgを静注もしくは骨髄内投与

3. 心肺蘇生に用いられるその他の薬剤

心肺蘇生は，ただアルゴリズムに従ってマニュアル的に行動すればよいのではない．大切なのは，CPRと同時並行ですみやかに心停止に陥った原因検索を行い，その原因の解除に必要な処置もしくは薬剤を選択することである．治療可能な心停止の原因は，有名な「5H5T」（図）で考えるとよいだろう．

例えば，消化管出血による出血性ショックからの心停止であれば輸液もしくは輸血が必要となるであろうし，透析患者の高カリウム血症からの心停止であればカルシウム製剤投与やGI（グルコース-インスリン）療法を行うことでROSCが期待できるかもしれない．

ただし，ここでも先述したアドレナリンと同様，これまで心肺蘇生に慣習的に用いられてきた薬剤も多数存在する．最近の研究やガイドラインではルーティーンでの使用は推奨されていないものもあり，適応やエビデンスをよく検討したうえでの使用が望ましい．

1）マグネシウム

マグネシウムは心筋の膜電位の安定化に重要な役割をもつとされる．心停止患者に対してのルーティーンでの使用は推奨されていない（Class Ⅲ）が，QT延長を伴う多形性心室頻拍（Torsade de pointes）には投与を検討してもよいとされる（Class Ⅱb）[12]．また，低マグネシウム血症や低カリウム血症を伴う場合にも用いられる．

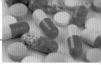

● 薬の使い方

製品名	硫酸マグネシウム補正液など
適応	QT延長を伴う多形性心室頻拍（Torsade de pointes） 低マグネシウム血症，低カリウム血症など
投与方法	1～2gを1～2分かけて静注もしくは骨髄内投与

2）カルシウム

　カルシウムは心収縮，伝導に重要とされる．**高カリウム血症，低カルシウム血症（大量の輸血後など），もしくはカルシウム拮抗薬中毒の場合にはおそらく有用**と考えられる（Class Ⅱb）が，それ以外の場合で心停止下での使用に関してはその有用性は示されておらず，ルーティーンでの使用は推奨されない（Class Ⅲ）[13]．

● 薬の使い方

製品名	① カルチコール®注射液8.5％（グルコン酸カルシウム） ② 塩化カルシウム注2％（塩化カルシウム）
適応	高カリウム血症，低カルシウム血症，カルシウム拮抗薬中毒など
投与方法	① グルコン酸カルシウム水和物として，通常成人0.4～2.0g（本剤4.7～23.5mL）を緩徐に静注 ② 塩化カルシウム水和物として，通常成人0.4～1.0g（本剤20～50mL）を緩徐に静注

3）重炭酸ナトリウム

　重炭酸ナトリウムはアルカリ化作用があり，心肺蘇生に際しては代謝性アシドーシスの補正目的で用いられる薬剤である．1980年代までは頻繁に蘇生に用いられていたが，1986年にAHAがその安全性と有効性に疑問があるとし[14]，その後，CPR中の重炭酸ナトリウムの使用は推奨されなくなった．重炭酸ナトリウムを投与することで代謝性アシドーシスを補正することは理にかなっているようにも見えるが，その投与は高ナトリウム血症やアルカローシス，さらには大量の二酸化炭素の産生などを引き起こし，有害事象も多い．

　2010年のAHAのガイドラインでは，心停止患者に対するルーティーンでの重炭酸ナトリウムの投与は推奨されておらず，**高カリウム血症がある場合**，三環系抗うつ薬中毒の場合，もしくは重度の心毒性をきたしている場合以外は推奨しないとされている[15, 16]．また，最近のシステマティックレビューおよびメタアナリシスでも，重炭酸ナトリウムの使用は生存退院やROSCに関して有意ではなく，退院時の神経学的予後不良と関連すると報告されている[17]．

● 薬の使い方

製品名	メイロン®7％，メイロン®8.4％
適応	高カリウム血症，三環系抗うつ薬中毒 重度の心毒性をきたしている場合 代謝性アシドーシス
投与方法	必要量（mEq）＝不足塩基量（mEq/L）×0.2×体重（kg） ・メイロン®7％： 　必要量（mL）＝不足塩基量（mEq/L）×0.25×体重（kg） ・メイロン®8.4％： 　必要量（mL）＝不足塩基量（mEq/L）×0.2×体重（kg）

引用文献

1) Meaney PA, et al：Cardiopulmonary resuscitation quality：[corrected] improving cardiac resuscitation outcomes both inside and outside the hospital：a consensus statement from the American Heart Association. Circulation, 128：417-435, 2013（PMID：23801105）

2) Panchal AR, et al：Part 3：Adult Basic and Advanced Life Support：2020 American Heart Association Guidelines for Cardiopulmonary Resuscitation and Emergency Cardiovascular Care. Circulation, 142：S366-S468, 2020（PMID：33081529）

3) American Heart Association：ハイライト CPR および ECCのガイドライン. 2020
https://cpr.heart.org/-/media/CPR-Files/CPR-Guidelines-Files/Highlights/Hghlghts_2020ECCGuidelines_Japanese.pdf

4) Michael JR, et al：Mechanisms by which epinephrine augments cerebral and myocardial perfusion during cardiopulmonary resuscitation in dogs. Circulation, 69：822-835, 1984（PMID：6697465）

5) Paradis NA, et al：The effect of standard- and high-dose epinephrine on coronary perfusion pressure during prolonged cardiopulmonary resuscitation. JAMA, 265 ：1139-1144, 1991（PMID：1996000）

6) Ditchey RV & Lindenfeld J：Failure of epinephrine to improve the balance between myocardial oxygen supply and demand during closed-chest resuscitation in dogs. Circulation, 78：382-389, 1988（PMID：3396175）

7) Perkins GD, et al：A Randomized Trial of Epinephrine in Out-of-Hospital Cardiac Arrest. N Engl J Med, 379：711-721, 2018（PMID：30021076）

8) Ran L, et al：Early Administration of Adrenaline for Out-of-Hospital Cardiac Arrest：A Systematic Review and Meta-Analysis. J Am Heart Assoc, 9：e014330, 2020（PMID：32441184）

9) Kudenchuk PJ, et al：Amiodarone for resuscitation after out-of-hospital cardiac arrest due to ventricular fibrillation. N Engl J Med, 341：871-878, 1999（PMID：10486418）

10) Dorian P, et al：Amiodarone as compared with lidocaine for shock-resistant ventricular fibrillation. N Engl J Med, 346：884-890, 2002（PMID：11907287）

11) Pollak PT & Spence JD：Amiodarone, Lidocaine, or Placebo in Out-of-Hospital Cardiac Arrest. N Engl J Med, 375：801-802, 2016（PMID：27557315）

12) Panchal AR, et al：2018 American Heart Association Focused Update on Advanced Cardiovascular Life Support Use of Antiarrhythmic Drugs During and Immediately After Cardiac Arrest：An Update to the American Heart Association Guidelines for Cardiopulmonary Resuscitation and Emergency Cardiovascular Care. Circulation, 138：e740-e749, 2018（PMID：30571262）

13) Guidelines 2000 for Cardiopulmonary Resuscitation and Emergency Cardiovascular Care. Part 6：advanced cardiovascular life support：section 6：pharmacology II：agents to optimize cardiac output and blood pressure. The American Heart Association in collaboration with the International Liaison Committee on Resuscitation. Circulation, 102：I129-I135, 2000（PMID：10966670）

14) Standards and guidelines for Cardiopulmonary Resuscitation（CPR）and Emergency Cardiac Care（ECC）. National Academy of Sciences - National Research Council. JAMA, 255：2905-2989, 1986（PMID：2871200）

15) Vanden Hoek TL, et al：Part 12：cardiac arrest in special situations：2010 American Heart Association Guidelines for Cardiopulmonary Resuscitation and Emergency Cardiovascular Care. Circulation, 122：S829-S861, 2010（PMID：20956228）

16) Lavonas EJ, et al：Part 10：Special Circumstances of Resuscitation：2015 American Heart Association Guidelines Update for Cardiopulmonary Resuscitation and Emergency Cardiovascular Care. Circulation, 132：S501-S518, 2015（PMID：26472998）

17) Alshahrani MS & Aldandan HW：Use of sodium bicarbonate in out-of-hospital cardiac arrest：a systematic review and meta-analysis. Int J Emerg Med, 14：21, 2021（PMID：33849429）

【著者プロフィール】
山内素直（Sunao Yamauchi）
社会医療法人友愛会 友愛医療センター 救急科 部長
日本救急医学会救急科専門医，米国救急専門医，米国救急医学会上席会員

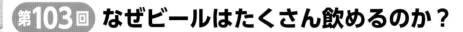

こんなにも面白い医学の世界
からだのトリビア教えます

へぇそうなんだー

中尾篤典
（岡山大学医学部 救命救急・災害医学）

第103回 なぜビールはたくさん飲めるのか？

　昔から水は一気にたくさん飲めないのに，ビールは飲めるのはなぜか？ という議論がされてきました．私が学生の頃には「アルコールは胃から吸収されるから」という説明を聞いた記憶があります．でもビールのアルコール濃度はたかだか5％程度，ビールを1L飲んだとして，仮にそのアルコール分がすべて胃で吸収されたとしても，たったの50 mLでしかありません．しかも，実際にはアルコールは胃だけでなく小腸でも吸収されますので「アルコールは胃で吸収されるから，ビールはたくさん飲める」という説明はあまり納得できません．

　では実際に人は水をどれくらい飲めるのでしょうか？ これを検討した研究がシカゴで行われました．18人の健康な男女に1分間に100 mLずつ室温の水を飲んでもらい，満腹でもう飲めなくなるまで続けます．結果は平均1,128 mL，よく飲めた人でも1,500 mL程度でした．また5分間で一気に飲んだ量は約650 mLで1L飲めた人はほとんどいなかったそうです．同じ実験を経管栄養に使う流動食でやると，その量は半分以下に減ることがわかりました[1]．

　そしてビールを健常者に飲ませる研究は，ビールとソーセージの国であるドイツのエッセンで行われています．この研究では，酵母を入れる前と後（発酵前と後）のビール1Lを被験者に飲ませると，発酵後のビールでは消化管ホルモンであるガストリンが有意に増加し，胃酸の分泌も促進されたそうです[2]．この現象は発酵前のビールではみられませんでした．ガストリンは，ムスカリンM3受容体を刺激し，胃の上部の運動を抑制する反面，出口付近の幽門部の消化管運動を促進するため，どんどん胃から小腸に送り出す役割があります[3]．ビールの胃酸分泌効果は明らかで，マレイン酸やコハク酸の関与もわかっており[4]，これらはワインや日本酒よりもビールに多く含まれるそうです．

　ミュンヘンのビール祭りを見たとき，本当に底なしにビールを飲む姿は驚愕の一言でしたが，きっとこの時，胃がガストリンの作用によって活発に運動して大量のビールを小腸へ送り出していたのでしょうね．

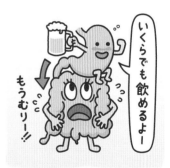

いくらでも飲めるよー

もうむリー!!

文 献

1）Jones MP, et al：The water load test: observations from healthy controls and patients with functional dyspepsia. Am J Physiol Gastrointest Liver Physiol, 284：G896-G904, 2003（PMID：12529263）
2）Singer MV, et al：Action of beer and its ingredients on gastric acid secretion and release of gastrin in humans. Gastroenterology, 101：935-942, 1991（PMID：1889717）
3）Thomas PA, et al：Hormonal control of gastrointestinal motility. World J Surg, 3：545-552, 1979（PMID：390898）
4）Teyssen S, et al：Maleic acid and succinic acid in fermented alcoholic beverages are the stimulants of gastric acid secretion. J Clin Invest, 103：707-713, 1999（PMID：10074488）

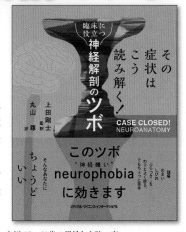
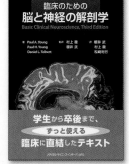

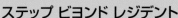
研修医は読まないで下さい!?

右下腹部痛の Myth Part2
~右下腹部痛は虫垂炎だけじゃない~

福井大学医学部附属病院総合診療部　林　寛之

虫垂炎 mimickers

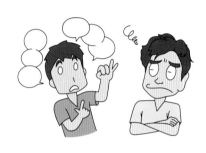

　右下腹部痛を診たとき, そうでないとわかるまで虫垂炎を疑うのは正しい姿勢だ. 何でもかんでもCTを撮るわけにもいかないし, CTで虫垂炎がなかったら, それでいいやというのではいただけない. CTを撮る前にきちんと鑑別をあげて, 診断にこだわろう. 「虫垂炎か, そうじゃないか」って「コロナか, そうじゃないか」に通じるところがある. 検査陰性なら, ハイ終了, というのでは, 結局診断がつかず, 患者さんは全然ハッピーになっていない. 頻度やリスクを考慮してのアプローチはいいが, もうちょっと診断にこだわろうよと声を大にして言いたいコロナ禍であった. コロナだって検査の感度は発症早期はそんなに高くないのに, 臨床症状や周囲の状況を無視して, 「検査が陰性なら, コロナじゃない」なんて〇〇な判断をしているのでは全然イケてない. ましてや無症状者に検査をしまくるのは, 医療者の精神安定剤以外の何物でもなく, 無症状で発症前だったら感染対策に自信がないと言っているに等しい. ポストレジデントは, 検査以前に患者さんの話に耳を傾けきちんと鑑別をあげる姿勢をしっかり研修医に伝えることができるようになりたいね.

 患者B　38歳　男性　　　　　　　　膀胱尿管移行部尿管結石

　右下腹痛を主訴に患者Bが救急を受診した. 血圧120/60 mmHg, 脈拍80回/分, 呼吸数18回/分, 体温36.5℃, SpO2 97％（room air）. 研修医Fが診察をしたところ, 特に腹膜刺激症状はないものの, McBurney点に圧痛を認めた. 採血では白血球が14,000/μL, CRP 0.1 mg/dLであった.

　超音波に自信のない研修医Fは, なんとなく右下腹部にプローブを当てて…どうもはっきりせず, あきらめた…. 研修医Fはじゃ, とりあえずCT撮りましょうかと上級医Hにコンサルトした.

研修医F　「痛みの性状ですか？ ずっと痛いって言ってましたけど. 超音波自信ないんですよねぇ. え？ 虫垂以外は見てないですよ. ほかの鑑別ですか？ え～っと, 憩室炎, 大腸がん, 腸閉塞, 腸結核, Crohn病, 腸管穿孔…」

上級医H 「何にも考えてないなぁ…ただなんでもかんでも鑑別をあげればいいわけじゃなくて，痛みの性状からBさんの訴えに合う痛み方をするような疾患を想起しないと意味がないよ．鑑別をあげないで診察しているから，そんなでたらめな鑑別疾患が羅列されるんだよ．診察中は鑑別なんて考えてなかったんでしょ？」

研修医F 「ギクッ（-_-;)」

　埒が明かないと判断した上級医Hは，病歴を取り直し，超音波でさっさと右水腎症を見つけた．

上級医H 「持続痛のなかに間欠痛があって痛みはゼロにはなっていなかったよね．それに超音波もピンポイントじゃなくスクリーニングも含めてきちんと診ないとダメだよ．ホラ，ここに水腎症があるでしょ」

研修医F 「あ，じゃ，すぐに尿検査を出して尿潜血を調べます」

上級医H 「ちょっと待った．尿潜血はどうでもいいんだけど，その前に膀胱のエコーをしようか」

研修医F 「え？膀胱？…ですか」

研修医F

「いままで，右下腹部痛なら診断は虫垂炎一択で猪突猛進でした．国家試験ならヒントが全部目の前にあるんだけどなぁ…ぎゃふん．ureteral jet？ twinkling artifact？ なんかおもしろいっすねぇ…キラキラ（知的好奇心はある，将来ちょっと，きっと，多分，有望な研修医F君であった）」

虫垂炎 mimickers

　虫垂炎とよく似た症状を呈する疾患は結構ある．よく似ているようだが，治療が全然違う．ヒラメとカレイくらい違う．これは値段も違う．餌も違い，ヒラメはアジなど小魚を食べるため，顎はでかいのに対して，カレイは砂の中のイソメを食べるのでおちょぼ口だ．昔から「左ヒラメに右カレイ」といって，日本のヒラメはまな板に乗せれば左を向く．でもちょっと待った，アメリカのヒラメは30〜50％は右を向くというから，興味深い．なんでも鑑別は大事なんだ，知らんけど．

　痛みの質や経過にこだわってしっかり病歴をとっていかないと，きちんとした鑑別診断はあがらない．急性経過か慢性経過かでも鑑別は大きく異なる．上級医に聞かれたから，絨毯爆撃的鑑別診断を列挙するのは全然イケてない．虫垂炎の鑑別診断を表にあげる．この表を全部覚えて，初期研修医にしっかり教えられるようになれば，あなたもイケてるポストレジデントだ．

　虫垂はそもそも生理的に存在する憩室だ．だから虫垂炎も憩室炎もよく似た痛みになるものの，憩室炎の多くは内腔圧が上昇するわけではないので，内臓痛である心窩部〜臍の痛みは出現せず，痛みの移動（心窩部・臍から右下腹部へ）はない．また，虫垂炎になると内腔圧上昇のため虫垂の蠕動が消失してしまい，炎症の痛み，つまり持続痛が残る．一方の憩室炎は本来炎症の痛みで持続痛のはずだが，大腸の蠕動亢進により間欠痛を訴えるようになる．これってなかなかおもしろい病態生理だと思わない？

表　急性虫垂炎 mimicker（右下腹部痛）

あるある鑑別	
憩室炎	痛みの移動はない．大腸蠕動亢進のため間欠痛になる．
stump appendicitis	stump は切り株の意味．虫垂切除で基部を残してしまい，同部位の虫垂炎となったもの．虫垂炎術後と言われても，虫垂炎は否定できない．
結腸垂捻転（図1）	結腸垂が捻転し，血栓により炎症を生じたもの．臨床診断は困難だが，超音波や単純CTで診断可能．NSAIDsで保存的加療を行う．
回盲部炎	キャンピロバクターやエルシニア腸炎では回盲部の腫大がみられる．頻回水様下痢を伴う場合は，超音波で同部位の壁肥厚を確認しよう．
鼠径ヘルニア	鼠径部より右下腹部へ放散痛が出る．パンツをおろして診察を．
膀胱尿管移行部尿管結石	右水腎症を見つければ一発診断．持続痛のなかで強弱がある痛みが特徴．
精巣捻転	持続痛．精巣捻転の20 ～ 22％は下腹部痛のみで来院するので，精巣痛を訴えなくても精巣を確認すべし．
精巣上体炎	持続痛．精巣の解剖学的位置を意識して触診しよう．
婦人科疾患	異所性妊娠，卵巣捻転，卵巣出血，骨盤内炎症性疾患（骨盤腹膜炎）は女性の場合常に鑑別すべき．反跳痛が強いが，筋性防御は乏しい．
ACNES（前皮神経絞扼症候群）	体動時に激痛が走る．立位（腹筋に力を入れ続ける）でじわっと持続痛になる．生活背景をとらえて，腹筋に力を入れたり，腹筋をしめつけたりするようなものがないか確認．Carnett 徴候陽性で診断．
帯状疱疹	腹痛が先行し，発疹が遅れて出てくることがある．チリチリピリピリという痛み．
右下背肺由来の関連痛	右下背の肋間神経は斜め下に走行し，Th10（臍）～ Th12（鼠径部）に分布する．したがって同部位の炎症（肺炎，肺梗塞，膿胸，血胸など）は関連痛として下腹部痛を生じることがある．
トンデモ鑑別（痛みの移動の誤診例）	
十二指腸潰瘍穿孔	空腹時の心窩部痛をくり返し訴える．穿孔で激痛が一度やわらぎ，立位でいると漏れた腸液が右下腹部に集まり腹膜刺激症状を呈するため，虫垂炎の痛みの移動と騙されることがある．
胆石胆嚢炎	胆石発作は心窩部鈍痛を呈し，その後胆石胆嚢炎に進展し右季肋部痛になるが，胆嚢が長く大きいと右側腹部寄りの痛みを訴え，虫垂炎の痛みの移動と勘違いすることもある（稀）．
大動脈解離・大動脈瘤切迫破裂	大動脈解離や大動脈瘤切迫破裂が右総骨動脈まで進展すると臍の痛みから，右下腹部痛にもなる．

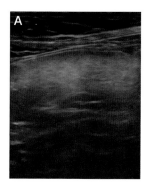
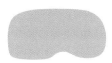
捻転し腫大した結腸垂

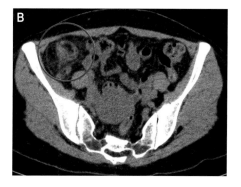

図1　結腸垂捻転
A）超音波画像．B）単純CT画像．

膀胱尿管移行部尿管結石のポイント

1) 尿管結石の痛みの性状

　尿管結石の痛みは本来炎症であるため，持続痛になり，NSAIDs が効果がある．ただ尿管は平滑筋が豊富なため蠕動痛も重なってくるので，一定の持続痛があるうえで痛みに強弱が出てくる．したがって，「痛みは波がありますか？ ずっと痛いですか？」という質問だと，患者さんは「ずっと痛い」と答えることになってしまう．炎症があるため痛みはゼロにはならず，腸閉塞や便秘などいったん痛みがゼロになる腸蠕動の間欠痛とは大きく異なる．**「ずっと痛いなかに，より強くなったり，少し弱まったりしませんか？」と聞くのが，尿管結石の痛みを見つけるプロの技．**

　尿管結石も尿管のどこにひっかかるかで痛みの部位が異なる．腎盂頸部，尿管の中間部では側腹部痛になりやすいが，**膀胱尿管移行部になると下腹部痛になる**ので注意されたい．虫垂炎の鑑別として右膀胱尿管移行部尿管結石は必ず考えて，**超音波検査は腎臓や大動脈も必ず見るようにしよう**．尿管結石と誤診される最も怖い疾患は大動脈疾患（解離，瘤破裂）なんだから．膀胱尿管移行部尿管結石の場合，**放散痛が鼠径部におよび，精巣疾患との鑑別が必要なこともある**．尿管結石の痛みと同じ範囲の側腹部痛だと思っても，**腎梗塞は波のない持続痛**なので，その場合は造影 CT をしないと診断がつかない．

　後に紹介する超音波はどんなに頑張っても感度，特異度とも CT には勝てない．CT でも，水腎症は 91.8 % に認めるだけで，8.2 % は水腎症がない．CT では尿管結石そのものの感度は 98.8 % もあるが，やはりキサンチン結石や尿酸結石は写ってこないんだ．したがって，画像だけで診断しようとするよりも，**尿管結石らしい痛みの性状をしっかり聞き出して，しつこく疑うことの方がよほど大事**で，臨床家の腕の見せどころなんだよね．

2) 超音波のポイント

① 水腎症を探せ！ 膀胱も観察しよう！

　「水腎」の誤変換で「水神」が出てくるとなんとなく嬉しい．水神様といえば，千と千尋の神隠しのハクもオクサレ様も水神だが，ここでいう水腎は響きは似ていても非なるもの（当たり前）．右下腹部痛で来院した患者に水腎症を見つけたら，やっぱりなんとなく嬉しい．

　水腎症に対する超音波の感度は 70.2 %，特異度は 75.4 % のため，必ずしも除外には使えない．超音波で水腎症が認められなくても，痛みが波のある持続痛（痛みはゼロにはならない）の場合は，次に CT を行う必要がある（CT の感度 95 %，特異度 98 %．Nat Rev Urol, 13：654-662, 2016）．ただ**水腎症が中等度以上であれば超音波の特異度は 94.4 % と高く，結石も大きい（＞ 5 mm）傾向にある**んだ．水腎症の程度と結石の大きさは関連がないという報告もあるけどね．

　Choosing wisely champaign では 50 歳未満の再発性尿管結石では CT をむやみに撮るなと推奨しているが，結石の大きさで自然落下が期待できるかどうかが変わってきて（＜ 5 mm はほぼ自然に排石される，10 mm 以上はまず排石されない），期待できない場合は泌尿器科フォローアップにすることを考えると，やはり結石の大きさを確認するのは大事だと思うんだけどね．**結石が 5 mm 以上の場合，入院，感染，泌尿器科処置，疼痛処置などを要する合併症を生じやすい（OR 2.30）**ので，やはり近いうちに泌尿器科につないだ方がいい．

　両側の水腎症をみたら，前立腺肥大や骨盤腫瘍，妊娠などが疑われるが，もし結石が多発し

A）膀胱尿管移行部尿管結石はこう見える

B) twinkling artifact：
結石表面の凸凹による超音波の乱反射を反映している

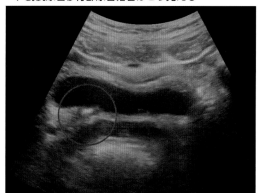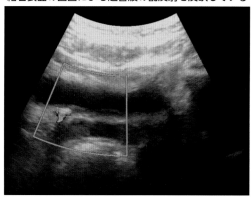

図2 twinkling artifact

ている場合は，副甲状腺機能亢進症など代謝異常を疑って精査をすべし．

　下腹部痛をみたら，超音波検査で水腎症のみならず，ぜひ膀胱にしっかり尿を貯めて，膀胱尿管移行部尿管結石も探してみてほしい．尿管結石の尿検査なんて全然あわてる必要はない．むしろ尿検査なんてすると，膀胱が空になって観察しにくくなってしまうよ．

② twinkling artifact 〜膀胱の超音波〜

　膀胱尿管移行部尿管結石は膀胱をウィンドウにして超音波検査をすると同定できることがある．カラードプラにすると尿管結石の表面がキラキラ見えてこれを"twinkling artifact"という（図2）．尿管結石の表面は金平糖のように凸凹しているので，超音波の乱反射が起きて，血管の拍動とはまた異なるキラキラしたものが見える．カラードプラのドプラ感度が低いと見えないので，ドプラ感度を上げて観察するようにしよう．**"twinkling artifact"の感度は88.16％，特異度は79.22％**となかなかいいんだ．ただしそもそも尿管結石そのものが超音波で見えないと，この所見はみられるはずもなく，CTの代用にはならない（Urolithiasis, 45：215-219, 2017）．CTは上部尿管，中部尿管にある尿管結石まで見つけられるが，超音波で尿管結石そのものを描出するのは膀胱尿管移行部に尿管結石があるとき以外は至難の業だ．反対に，下腹部痛が主訴（下部尿管の尿管結石を示唆）の場合は，このtwinkling artifactを探してみよう．ちなみにアメリカ英語だと"artifact"だが，イギリス英語だと"artefact"と記載するんだよね．

③ ureteral jet を探せ 〜膀胱の超音波〜

　カラードプラで根気よく観察すると，尿管の蠕動運動に伴い，尿管開口部から尿が出てくる様子が観察される．健側からは赤いひとすじの線状になって尿が膀胱内に出てくるのが希望の光のように見える（個人の感想です）．しかし，尿管開口部に尿管結石が引っ掛かっている場合は，ちょうどホースの先に石を詰めて遊んだあの日のように，周囲に水をまき散らすように尿もドバーッと膀胱内に広く噴出してきて，これを"ureteral jet"と

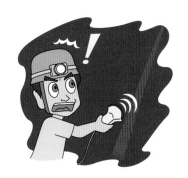

A) ureteral jet（患側）

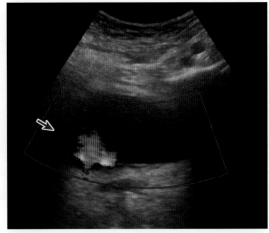

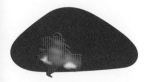

患側の尿の流れは先端が
塞がり乱流となっている

B) 健側

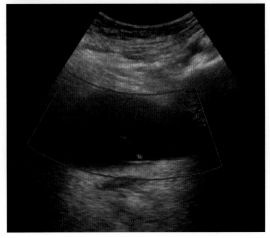

健側の尿の流れは
ひとすじの線状となる

図3 ureteral jet

呼ぶ（図3）．見えたらラッキーくらいの所見と認識しておけばいい．

　尿管の蠕動運動は1分間に1〜12回なので，じっと待つこと最低1〜2分間は耐えてほしい．
尿管が結石でびっしり詰まっていたら，むしろ尿は出てこなくなるので，ureteral jetは認め
られないものの，完全閉塞所見と判断できる．また閉塞が軽度だとureteral jetとしては認め
られない．ureteral jetは，結石の大きさとは無関係なんだ．

> **右下腹部痛➡膀胱尿管移行部尿管結石を探せ！**
> - 膀胱を通して，結石，twinkling artifact，ureteral jetを探そう
> - 超音波は必ずしも水腎症の除外に使えないが，尿管結石が大きい場合（＞5 mm）は
>   特異度は高い

閉塞性尿路感染を見逃すな

1) 発熱があったら, アウト!

　発熱があれば, 違うとわかるまでは尿路感染を伴っているものと考える. 閉塞性尿路感染は超緊急の病態で, グラム陰性桿菌からのエンドトキシンであれよあれよと敗血症性ショックに至ることがある. ドレナージで閉塞を解除しないと, 抗菌薬だけでは太刀打ちできない病態なのだ. どんな真夜中でも閉塞性尿路感染だけは, 採血, 血液培養, 尿培養も採って, 泌尿器科を緊急コンサルトしないといけない. 発熱がなくても, 後日発熱してくることもあるため, **発熱したら必ずすぐに救急再受診するように患者さんに言っておく必要がある.**

2) 尿潜血よ, サヨウナラ

　尿管結石における**尿潜血検査なんて感度67〜84%と除外には使えず, 特異度も27〜58%とトホホで診断には全然使えない**〔Urology, 45：753-757, 1995／J Urol, 162（3 Pt 1）：685-687, 1999／Urology, 59：839-842, 2002／J Urol, 170（4 Pt 1）：1093-1096, 2003〕. 尿潜血の正診率はたったの60.9%しかない（Am J Emerg Med. 21: 492-493, 2003）.

　さらに腹部大動脈瘤は炎症性腫瘤なので, それをまたぐ尿管に炎症が及べば尿潜血は陽性になる. したがって尿潜血陽性で尿管結石の診断なんてするのは, むしろ誤診のもとなんだ.

3) 尿中白血球

　発熱がなければ, 感染がないというわけでもない. そこで尿検査を行うのだが, 尿検査の判定ってちょっと難しい. Abrahamianらによると, 発熱がなくて（< 38.0℃）, 尿中白血球 > 5/HPFを陽性とした場合, 尿路感染の感度は79%, 特異度は81%であるが, 尿中白血球 > 20/HPFを陽性とすると感度は57%と下がるものの, 特異度は94%と上昇する. 熱がなくても尿中白血球 > 20/HPFは要注意だ.

　Dorfmanらによると, 発熱がない場合, 尿中白血球 ≧ 5/HPFを陽性とすると, 尿培養陽性率は36.4%であり, 5/HPF未満の場合は3.3%と少ない. ただ尿管結石そのものが炎症なので白血球が増えるのは当然で, 白血球があるからといって感染があるとは限らない. 尿中白血球10〜20/HPFの場合, 尿培養陽性率は9.1%であったのに対して, 尿中白血球 > 50/HPFであれば60%も陽性になる. 確固たるエビデンスはないが, たとえ発熱がなくても尿中白血球 > 50/HPFであれば抗菌薬を処方して, 泌尿器科フォローアップとした方がよさそうだ. これは病院内でコンセンサスをつくっておくといいね.

　尿を採取するときは必ず陰部を消毒して, 中間尿またはカテーテル尿で評価する. 普通に最初から尿を採るとすぐに雑菌が混入してしまう. 中間尿を採ってもらうときに, 「おしっこをするとき, 右, 真ん中, 左と分かれて飛びますよね. その真ん中のおしっこを採ってほしいんです」と冗談をいうと, ときどき患者さんは, 「わしは二股にしか分かれん」と答えてくれてほっこりするような, しないような, 知らんけど, わからんけど. 出はじめの尿は捨てて, 排尿中期の尿を採取し, 残りの搾りかすの尿は捨てるのが正しい中間尿の採り方だ.

4) 白血球エステラーゼ試験，亜硝酸塩試験の感度と特異度を意識せよ

　　白血球エステラーゼ試験の感度は75〜96％，特異度は80〜90％．亜硝酸塩試験の感度は25％程度，特異度は＞90％なので，陽性であれば細菌感染を示唆する．亜硝酸塩試験は感度が低すぎて除外には使えない．細菌が硝酸塩を亜硝酸塩に還元するためには4時間以上が必要なため，十分膀胱内に尿が貯まっていた状態でないと陽性にならないので，頻繁に排尿しちゃうと亜硝酸塩試験は陽性になりにくいんだよねぇ．白血球エステラーゼ試験も必ずしも感度は高くないので，尿中細菌や臨床像および患者さんの背景要因から本当に尿路感染がないのか考えないといけない．やっぱり臨床は検査ではなく，あなたの明晰な頭脳にかかっているんだ．

　　診断したらひと安心ではない．痛みをとってこそ意味がある．激痛で苦しむ患者さんを助ける方法は次回のお楽しみ♪

Check！ 文献

1) Wong C, et al：The Accuracy and Prognostic Value of Point-of-care Ultrasound for Nephrolithiasis in the Emergency Department：A Systematic Review and Meta-analysis. Acad Emerg Med, 25：684-698, 2018（PMID：29427476）

　↑尿管結石に対する超音波のシステムレビューと9つの論文のメタ解析．超音波の感度70.2％，特異度は75.4％であった．陽性尤度比は2.85だが，陰性尤度比は0.39とやはり否定には使えない．水腎症の大きさが中等度〜高度の場合は特異度は94.4％に跳ね上がる．水腎症を認めた場合は結石のサイズも大きい傾向にある．むしろ小さい場合は放っておけば結石も落ちるってことかもね．

2) Laher AE, et al：The ultrasound 'twinkling artefact' in the diagnosis of urolithiasis：hocus or valuable point-of-care-ultrasound? A systematic review and meta-analysis. Eur J Emerg Med, 27：13-20, 2020（PMID：30829686）

　↑22の論文（4,389人）のメタ解析．データのばらつきが大きいものの，twinkling artifactの感度は88.16％，特異度は79.22％であった．それなりに有効なのでぜひ試してみよう．もともとこの所見は結石が尿路下部にないと見つけられないものなので，下腹部痛を主訴にした場合，膀胱尿管移行部に尿管結石を認めたらぜひやってみよう．結構感動するから．

3) Mills L, et al：Ultrasound for the Diagnosis and Management of Suspected Urolithiasis in the Emergency Department. J Emerg Med, 54：215-220, 2018（PMID：29089155）

　↑10の研究のreview．報告によってばらつきは大きいが，救急での超音波の感度は72〜97％，特異度は37〜83％とボチボチ有効．ところが結石のサイズが大きい（＞5 mm）場合，感度は90％，特異度は98％となった．血尿を伴う場合も感度は88％，特異度85％と良好である．

4) Lin EP, et al：Sonography of Urolithiasis and Hydronephrosis. Ultrasound Clinics, 2：1-16, 2007

　↑尿管結石の超音波検査のreview．**必読です．**水腎症は別に尿管結石の専売特許じゃなく，鑑別診断は山ほどある．通常尿管蠕動は1〜12回/分であり，1 Lほど水分負荷をして尿を出しやすくしてureteral jetを観察してもいい．

5) Fontenelle LF & Sarti TD：Kidney Stones：Treatment and Prevention. Am Fam Physician, 99：490-496, 2019（PMID：30990297）

　↑**必読文献**．尿路感染や10 mm以上の大きな結石は泌尿器科コンサルトを要する．小さい結石は2週間以内のフォローアップでいい．50歳未満の再発性尿管結石の場合むやみにCTを撮ってはいけないというが，じゃ大きさはわかるのかしらと思ってしまうよねぇ．

6) Leo MM, et al：Ultrasound vs. Computed Tomography for Severity of Hydronephrosis and Its Importance in Renal Colic. West J Emerg Med, 18：559-568, 2017（PMID：28611874）

　↑302例の小規模スタディ．CTをゴールドスタンダードとした場合，救急医の施行する超音波の陽性的中率は88％，陽性尤度比は2.91となかなかいいじゃないかと自画自賛．水腎症を認めない場合，結石が大きい（＞5 mm）ことはまずない（陰性的中率89％，陰性尤度比0.39）．結石の大きさが5 mm以上の場合，30日イベント（入院，泌尿器処置，疼痛処置，感染）は増加する傾向にあった（OR 2.30）．

7) Sternberg KM, et al：Is Hydronephrosis on Ultrasound Predictive of Ureterolithiasis in Patients with Renal Colic? J Urol, 196：1149-1152, 2016（PMID：27154825）

　↑超音波とCTを比較検討した3施設による研究．144人中85人に尿管結石を認めた．水腎症に関して超音波の感度は89.8％，CTの感度は91.8％となかなか遜色ない．一方，CTでも水腎症を認めない症例が8.2％あることに注意したいね．尿管結石そのものを見つけるのは超音波はダメダメの感度25.9％だが，CTは98.8％と抜群にいい．さすがキサンチン結石や尿酸結石はX線を通しちゃうのでCTでも見つけられないのか．超音波による水腎症所見の陽性的中率は77％，陰性的中率は71％であり，完全に除外や診断に使えるほど精度が高いわけではないと認識しておいた方がいい．

8) Abrahamian FM, et al：Association of pyuria and clinical characteristics with the presence of urinary tract infection among patients with acute nephrolithiasis. Ann Emerg Med, 62：526-533, 2013（PMID：23850311）

　↑小規模単施設観察研究．360人の尿管結石のうち7.8％に尿路感染を認めた．尿中白血球＞5/HPFの感度は86％，特異度は79％．尿中白血球＞20/HPFの感度は68％と下がるものの，特異度は93％とよくなる．発熱がない場合（体温＜38.0℃），尿中白血球＞5/HPFのときの尿路感染の感度は79％，特異度81％であった．尿中白血球＞20/HPFの尿路感染の感度は57％，特異度94％であった．

9) Dorfman M, et al：Pyuria and Urine Cultures in Patients with Acute Renal Colic. J Emerg Med, 51：358-364, 2016（PMID：27480349）

　↑単施設後ろ向き研究．339人の尿管結石のうち，14.2％に尿中白血球を認め，尿培養を行った153人（45.1％）のうち，16人（10.5％）で尿培養が陽性になった．尿中白血球≧5/HPFを陽性とした場合，尿培養陽性率は36.4％であり，5/HPF未満の場合は3.3％であった．尿中白血球10〜20/HPFの場合，尿培養陽性率は9.1％であったのに対して，尿中白血球＞50/HPFでは60％が陽性になる．尿中エラスターゼ陽性の場合，陰性と比べて尿培養陽性率が高かった（陰性1.6％ vs 陽性77.8％）．

10) Gottlieb M, et al：The evaluation and management of urolithiasis in the ED：A review of the literature. Am J Emerg Med, 36：699-706, 2018（PMID：29321112）

　↑**必読文献**．尿管結石のレビュー．簡単によくまとまっている．

11) 松村隆弘：尿沈渣検査における細菌判定のピットフォール．検査と技術，47：715-718，2019

　↑白血球エステラーゼ試験の感度は75〜96％，特異度は80〜90％．亜硝酸塩試験の感度は25％程度，特異度は＞90％．特に亜硝酸試験は感度が低いので除外には使えない．白血球エステラーゼも完全に否定しきれないため，臨床症状と照らし合わせるのが大事．

12) Sasmaz Mİ & Kirpat V：The relationship between the severity of pain and stone size, hydronephrosis and laboratory parameters in renal colic attack. Am J Emerg Med, 37：2107-2110, 2019（PMID：31196585）

↑ 275人の尿管結石の患者を調査研究．血尿，膿尿，水腎症をもつ患者は痛みが強い傾向にあった．この研究では結石の大きさと水腎症の程度は関連を認めなかった．また結石の大きさと痛みの程度も関連を認めなかった．

No way！ アソー！ モジモジ君の言い訳

～そんな言い訳聞き苦しいよ！
No more excuse！ No way！ アソー（Ass hole）！

×「いやぁ，持続痛って言ってましたし，まさか尿管結石だなんて思ってもなかったですよ」

→右下腹部痛の鑑別診断が虫垂炎一択しかないのは，せっかく立派な脳ミソをもっているのに，宝の持ち腐れだなぁ．持続痛のなかに波があることをしっかり聞き出せればよかったねぇ．

×「水腎症が大きく，尿管結石が 7 mm もあったので，すぐに泌尿器科の先生を呼びました」

→おいおい，まずしっかり疼痛管理をして，次の日に泌尿器科医を呼べばいいよ．夜中に呼び出すもんじゃない．

×「尿路感染も合併していたので，抗菌薬を出して明日泌尿器科へ行くように言っておきました」

→閉塞性尿路感染は超緊急で，ドレナージしないとあっというまに敗血症になることがあるから，その場で入院，泌尿器科コンサルトしないといけないんだ．

林　寛之（Hiroyuki Hayashi）：福井大学医学部附属病院救急科・総合診療部

膀胱尿管移行部尿管結石は下腹部痛で水腎症を認めることもあれば，放散痛の精巣痛を主訴に訪れることもあり，なかなか興味深い．今の時代，聴診器よりも超音波に精通したほうが，非侵襲的であるだけでなく，診断精度が爆上がりする．当科の外来には所狭しと超音波の機械がたくさん置いてある．神経ブロックや超音波の裏技を学びたい人はぜひ福井大学の救急総合診療部に修行に来てください．教育好きな人，待ってるよぉ～．今年こそ ER アップデート in 沖縄（7/7 ～ 7/9）を開催するから，みんなで沖縄を満喫しながら勉強しよう♪

1986　自治医科大学卒業	日本救急医学会専門医・指導医
1991　トロント総合病院救急部臨床研修	日本プライマリ・ケア連合学会認定指導医
1993　福井県医務薬務課所属　僻地医療	日本外傷学会専門医
1997　福井県立病院ER	Licentiate of Medical Council of Canada
2011　現職	

★後期研修医大募集中！気軽に見学にどうぞ！Facebook ⇒福井大学救急部・総合診療部

対岸の火事

研修医が知って得する日常診療のツボ

他山の石　中島 伸

他人の失敗を「対岸の火事」と笑い飛ばすもよし,「他山の石」と教訓にするのもよし. 研修医時代は言うに及ばず, 現在も臨床現場で悪戦苦闘している筆者が, 自らの経験に基づいた日常診療のツボを語ります.

その259
検査結果は異常なのに症状がない！

画像検査や血液検査の結果が異常なのに症状がない場合, どのように治療方針を立てたらよいのでしょうか？ 今回はそのようなことを考えてみたいと思います.

画像検査の結果, どう受け取る？

脳神経外科ではしばしば外来患者さんの頭部MRIを撮影しますが, いろいろなものがみつかります. 小さな未破裂脳動脈瘤とか髄膜腫とか静脈奇形とか. こういった疾患は経過観察だけですませることも珍しくありません.

また, 正常ではないけれども疾患ともいえないものもみつかります. 例えばウィリス動脈輪の一部が欠損しているものですね. 左側の前大脳動脈A1部の無形成とか右側の後交通動脈の無形成とか. その他に片方の椎骨動脈がない人もよく見かけます.

中 島　「うーん. 問題ありませんね. 強いていえば左の椎骨動脈がないわけですが」

患 者　「ええっ！ それ, 大丈夫なんでしょうか」

中 島　「特にさしつかえないので心配いりません」

患 者　「その血管を手術で付け足してもらうわけにはいきませんか」

中 島　「いやいやいや. そんな必要はないので余計なことを考えないでください」

患 者　「そう言わずに足りない血管を取り付けてください. お願いします！」

そんな不毛な話になることもよくあります. 足りない血管を付け足す必要はないということを説明するのに一苦労. 最終的には何とか引き下がってもらっているのですけれど.

こういった場合には症状を優先して考えるべきだと私は思います. 簡単にいえば「症状がなければ手術は不要, 症状があれば手術が必要」ということ. 決して画像検査の結果だけから判断してはなりません.

一方, 症状よりも画像を優先しなくてはならないこともあります. 例えば, ある患者さんが胸痛を訴えたため冠動脈の3D-CTA（三次元脳血管造影）を行ったとしましょう. 幸い冠動脈に狭窄はなかったものの, 撮像範囲内の肺野に肺がんがみつかった場合なんかですね. 担当医と患者さんの間はこんな会話になりがちです.

患 者　「オレ, 特に何も困ってないから手術はやめとくわ」

中 島　「ちょっとちょっと, これは肺がんです. 放置していたらすぐに大きくなって命をとられますよ」

患 者　「でも手術は怖いし痛そうだし. タバコもやめろとか言われるんやろ」

中 島　「そんなことを言ってる場合じゃないでしょ！」

こんな場合はいくら症状がなくても画像検査の結果を重視して治療方針を考えなくてはなりません.

その血糖値指示, 本当に必要？

同じようなことは画像検査だけでなく血液検査でもいえます. ある研修医は脊椎圧迫骨折で入院した80歳代女性の血糖値が低めなのが気になりました. だから1日3回, 血糖値測定を指示しています. 血糖値が80 mg/dLを切ったら, 食事の時間を早めるかブドウ糖10 gを内服させるわけです.

とはいえ, この患者さん, 血糖値が70台でも60

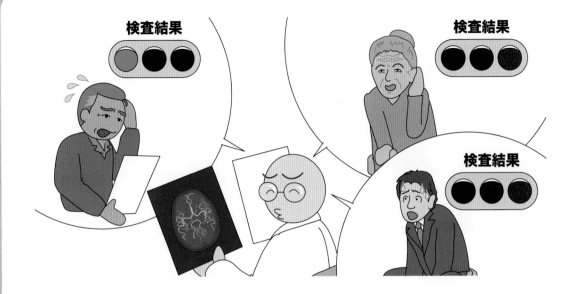

台でもケロッとしていて低血糖症状は全くみられません．それでも血糖測定されたりブドウ糖を内服させられたりしています．ついにブドウ糖を拒否するばかりか，血糖測定までさせてくれなくなりました．そんなわけである日，困り果てた研修医に相談されました．

研修医「ブドウ糖も血糖測定も拒否されるんです．どう説得したらいいのでしょうか？」

中 島「血糖値が80を切ったら症状が出るわけ？」

研修医「いや，特に」

中 島「手が震えるとか冷や汗が出るとか頭がボーッとするとか」

研修医「そういうのは何も」

中 島「だいたい血糖値がどのくらい下がったら症状が出るのかな？」

研修医「今まで低血糖症状が出たことはありませんでした」

中 島「じゃあ，もっと基準を緩くしてもいいんじゃないの．その患者さん，自宅で1日3回の血糖測定をするとは思えないし」

研修医「そうですね」

中 島「それより，どのくらい血糖値が下がったらどんな症状が出るのかを入院中に把握しておこうぜ」

　この研修医の場合は，症状を治すより数値を治す方に走ってしまっていますが，むしろ患者さんやご家族に低血糖の症状を教えておいて，例えば「冷や汗が出たらブドウ糖を内服しましょう」と説明する方が現実的だと思います．こういった場合には数値よりも症状を優先して治療方針を考えるべきですね．

　その一方で，症状よりも数値が優先ということもありえます．高血圧とか糖尿病とかが典型的．あらためて説明するまでもありませんが，高血圧があるからといってこれといった症状はありません．単に数値が高いというだけで，むしろ血圧の高い人は元気な気すらします．

　でも，高血圧を放置すると動脈硬化が進みます．脳の動脈硬化が進むと脳出血や脳梗塞が懸念され，冠動脈の硬化が進むと狭心症や心筋梗塞をきたします．脳卒中や心筋梗塞が起こってはじめて血圧の大切さを知ったというのでは遅すぎますよね．だから，症状のないうちから血圧をコントロールしなくてはなりません．

同じことは糖尿病にもいえます．少々血糖値が高いからといって何か症状があるわけではありません．でも，血糖値が高いのを放置していると眼や腎臓に影響が出てきます．失明したり透析生活になったりしてから血糖値の大切さがわかったというのは悲劇以外の何物でもありません．症状の有無にかかわらず高血糖は治療するべきです．

以上をまとめるとこうなります．

〈問題〉検査結果が異常なのに症状がない疾患に対してどう治療方針を立てるのか？
選択肢1：検査結果が異常なら症状がなくても治療を行う．
選択肢2：検査結果が異常でも症状がなければ治療は行わない．

〈解答〉どうするべきかは個々の病気，個別の症例によって違ってくる．
だから医師は患者ごとに選択肢1と選択肢2のどちらが適しているかを考えるべし．

検査値は正常だけど疲れやすい！

ここまでは検査結果が異常で症状がない場合を考えました．逆に検査結果はほぼ正常なのに症状がある場合を考えてみましょう．

私自身が経験した症例を紹介します．その患者さんは50歳代の男性．主訴は疲れやすいというもの．会社で昼頃になると疲れてしまって働くのが難しくなります．また週末はずっと寝ているのだとか．そして冬は寒くてしかたありません．3年前に他院で調べた甲状腺機能はFT4が基準値下限の1.15 ng/dL（基準値：1.10〜1.80），TSHが基準値内の0.95 μIU/mL（基準値：0.27〜4.20）でした．ということで，その医療機関では甲状腺機能低下症とは診断されませんでした．

が，患者さん自身がネットで調べると自分の症状は甲状腺機能低下症そのもの．だから，試しに治療薬を出してくれと泣きつかれました．それでレボチロキシン（チラーヂン®）25 μgを処方したわけです．実は，処方開始前の甲状腺機能の測定を忘れていました，すみません．

それはさておき，1カ月後の再診では体力が底上げされたような気がするとのこと．このときはFT4が基準値をやや下回る0.97 ng/dL，TSHが基準値内の0.71 μIU/mLでした．

さらに投薬開始から3カ月後．FT4が基準値内の1.13 ng/dL，TSHも基準値内の0.85 μIU/mLになりました．以前は正午で電池切れしていたのが，夕方まで働けるようになったとのこと．この方にはずいぶん感謝されました．

たとえ3年前のFT4の数値が基準値下限であったとしても，症状からは甲状腺機能低下症の可能性を念頭においておき，そのうえで治療方針を考えるべきではないかと思います．

検査結果と症状との間に乖離がある場合に検査結果を重視するか，症状を重視するか．これは悩ましいところですが，症例ごとによく考えてみるのがいいですね．

最後に1句

検査では　異常があるのに　元気なら
治療すべきか　様子をみるか

中島　伸
（国立病院機構大阪医療センター脳神経外科・総合診療科）
著者自己紹介：1984年大阪大学卒業．脳神経外科・総合診療科のほかに麻酔科，放射線科，救急などを経験しました．

新生活のスタートに！
レジデントノート&研修医 フェア
開催書店のお知らせ

ただいま，全国書店では春の研修医シーズンに合わせ**"研修医フェア"**を開催しております．
フェア期間中は羊土社書籍をはじめ研修医のみなさまの力になる書籍が勢ぞろいいたします．
ぜひ一度足をお運びください！

北海道・東北
北海道	喜久屋書店 小樽店	4/20頃まで
北海道	紀伊國屋書店 札幌本店	5/31頃まで
北海道	ジュンク堂書店 旭川店	5/31頃まで
岩手	東山堂 都南店	4/30頃まで
宮城	丸善 仙台アエル店	6/20頃まで

関東
神奈川	丸善 ラゾーナ川崎店	4/30頃まで
神奈川	有隣堂 伊勢佐木町本店医学書センター	5/25頃まで
神奈川	有隣堂 横浜駅西口店医学書センター	5/15頃まで

東京
東京	稲垣書店	6/30頃まで
東京	ジュンク堂書店 池袋本店	5/20頃まで
東京	ジュンク堂書店 吉祥寺店	5/31頃まで
東京	ジュンク堂書店 立川高島屋店	5/31頃まで
東京	丸善 お茶の水店	6/30頃まで
東京	丸善 多摩センター店	4/30頃まで

甲信越・北陸
富山	BOOKSなかだ掛尾本店専門書館	5/28頃まで

東海
岐阜	丸善 岐阜店	4/30頃まで
静岡	MARUZEN&ジュンク堂書店 新静岡店	4/15頃まで
静岡	谷島屋 浜松医科大学売店	5/31頃まで

関西
滋賀	大垣書店 フォレオ大津一里山店	3/31頃まで
滋賀	喜久屋書店 草津店	5/10頃まで
京都	丸善 京都本店	5/31頃まで
大阪	紀伊國屋書店 近畿大学医学部ブックセンター	7/31頃まで
大阪	紀伊國屋書店 グランフロント大阪店	5/31頃まで
大阪	ジュンク堂書店 大阪本店	5/31頃まで
大阪	ジュンク堂書店 近鉄あべのハルカス店	5/15頃まで
大阪	神陵文庫 大阪支店	5/31頃まで
大阪	神陵文庫 大阪医科薬科大学店	5/31頃まで
大阪	神陵文庫 大阪大学医学部病院店	5/31頃まで

中国
岡山	喜久屋書店 倉敷店	6/25頃まで
岡山	丸善 岡山シンフォニービル店	6/30頃まで
広島	紀伊國屋書店 広島店	3/31頃まで

四国
愛媛	ジュンク堂書店 松山三越店	4/30頃まで
愛媛	新丸三書店 愛媛大学医学部店	4/30頃まで
高知	金高堂 高知大学医学部店	5/20頃まで

九州・沖縄
福岡	紀伊國屋書店 久留米店	5/20頃まで
福岡	紀伊國屋書店 ゆめタウン博多店	5/30頃まで
福岡	九州神陵文庫	5/20頃まで
佐賀	紀伊國屋書店 佐賀大学医学部ブックセンター	6/30頃まで
長崎	紀伊國屋書店 長崎店	5/31頃まで
大分	紀伊國屋書店 アミュプラザおおいた店	5/31頃まで
宮崎	未来屋書店 宮崎店	5/7頃まで
宮崎	メディカル田中	6/30頃まで
鹿児島	ブックスミスミ オプシア	5/31頃まで

※お問い合わせは各書店までお願い申し上げます． ※書店名は地域・五十音順で表示しております．

(2023年2月14日現在)

羊土社ホームページでは，研修医フェア開催書店の情報を随時更新しております．
最新情報はこちらをご覧ください！
https://www.yodosha.co.jp/bookstore_fair/resident.html

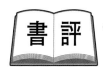

BOOK REVIEW

読み方だけは
確実に身につく心電図

著／米山喜平
定価3,960円（本体3,600円＋税10％），A5判，259頁，
羊土社

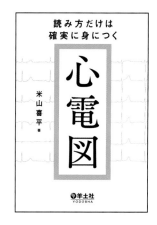

　人間は高度な言葉を操る唯一の動物ですが，子どもがどのように言語を獲得していくかというと，周りの人が話している言葉をオウム返しすることによって徐々に言語を獲得していきます．私自身，34歳で米国に留学し現地で英語を話す必要があったわけですが，中学高校で学んだ文法に従った英語を駆使してもなかなかうまくコミュニケーションができなかったのを覚えています．しかし，途中からあるテレビドラマ（同じもの）を繰り返し見ることで文章ごと覚えることに成功し，そこから急速に英語力が上がりました．こういう場面ではこの文章という感じに，頭で考えることなく，パターン認識で文章が口から出てくるように徐々になっていきました．すなわち，言語獲得で重要なのは文法ではなく実践であるということです．

　本書は心電図を判読するということにフォーカスをしているのですが，"考えるんじゃない，読むんだ！"というフレーズが強調されています．本書ではもちろん通常の"心電図本"で見られるような基本的な心電図を構成する要素の説明もあるのですが，第2章ではひたすら実践的な心電図が紹介されています．考えている暇はありません．読むしかないのです．そう，実臨床での現場と同じように．前述の通り，何か新しく複雑なことを学ぶときには，最低限必要な基本的なことをサクッと学んであとは実践で慣れていく，実践演習という方法が効率いいのです．本書ではこの実践演習により"心電図"という，多くの人が苦手と感じる分野を楽しくスピーディに学ぶことができます．ただし，注意点として，1回読むだけではダメです．繰り返し繰り返し繰り返し本書を読むことで，いちいち"P波は…"というように考えなくても自然に心電図を読めるようになります．子どもが言語を覚えることができるのですから，皆さんももちろんできるはずです．

　米山喜平先生は超一流の循環器内科医であることを疑う余地はありませんが，ひとたび対面で話してみると竹を割ったような性格と情熱的な口調で誰もが米山ワールドに引き込まれてしまいます．彼のYouTube動画や心電図講習の評価は非常に高く，多くの人に支持されていますし，私も彼の"ファン"の一人です．本書を多くの人に読んでもらい，皆さまの心電図判読のハードルが下がり，ひいては多くの人の命を救うことを願って書評を締めさせていただきたいと思います．

（評者）**中澤　学**（近畿大学医学部循環器内科学　主任教授）

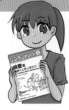

プライマリケアと救急を中心とした総合誌

レジデントノート

定価2,530円（本体2,300円＋税10％）
※2022年12月号までの価格は定価2,200円（本体2,000円＋税10％）

Back Number

お買い忘れの号はありませんか？

すべての号がお役に立ちます！

2023年3月号 (Vol.24 No.18)

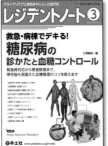

救急・病棟で
デキる！
糖尿病の診かたと
血糖コントロール

緊急時対応から患者教育まで、
帰宅後も見据えた
血糖管理のコツを教えます

編集／三澤美和

2023年2月号 (Vol.24 No.16)

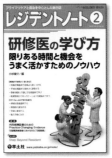

研修医の学び方
限りある時間と
機会をうまく活かす
ためのノウハウ

編集／小杉俊介

2023年1月号 (Vol.24 No.15)

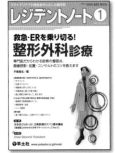

救急・ERを
乗り切る！
整形外科診療

専門医だからわかる診察の着眼点、
画像読影・処置・コンサルトの
コツを教えます

編集／手島隆志

2022年12月号 (Vol.24 No.13)

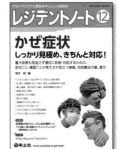

かぜ症状
しっかり見極め、
きちんと対応！

重大疾患も見逃さず適切に
診断・対処するための、
症状ごと・場面ごとの考え方や
役立つ検査、対症療法の薬、漢方

編集／岡本　耕

2022年11月号 (Vol.24 No.12)

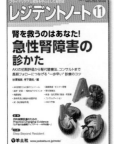

腎を救うのはあなた！
急性腎障害の診かた

AKIの初期評価から腎代替療法、
コンサルトまで
長期フォローにつなげる
"一歩早い"診療のコツ

編集／谷澤雅彦，寺下真帆

2022年10月号 (Vol.24 No.10)

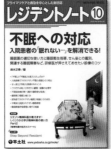

不眠への対応
入院患者の
「眠れない…」を
解消できる！

睡眠薬の適切な使い方と
睡眠衛生指導、せん妄との鑑別、
関連する睡眠障害など、
研修医が押さえておきたい診療のコツ

編集／鈴木正泰

2022年9月号 (Vol.24 No.9)

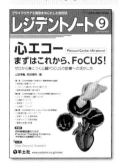

心エコー
まずはこれから、
FoCUS！

ゼロから身につく心臓POCUSの
診療への活かし方

編集／山田博胤，和田靖明

2022年8月号 (Vol.24 No.7)

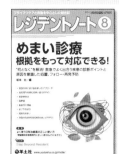

めまい診療
根拠をもって
対応できる！

"何となく"を解消！ 救急でよく出合う
疾患の診断ポイントと原因を
意識した処置、フォロー・再発予防

編集／坂本　壮

2022年7月号 (Vol.24 No.6)

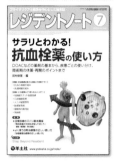

サラリとわかる！
抗血栓薬の使い方

DOACなどの薬剤の基本から、
疾患ごとの使い分け、
周術期の休薬・再開のポイントまで

編集／田村俊寛

2022年6月号 (Vol.24 No.4)

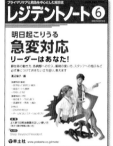

明日起こりうる
急変対応
リーダーはあなた！

蘇生時の動き方、各病態への介入、
薬剤の使い方、スタッフへの指示など
必ず身につけておきたい立ち回り、
教えます

編集／溝辺倫子

2022年5月号 (Vol.24 No.3)

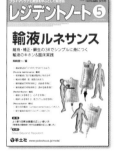

輸液ルネサンス

維持・補正・蘇生の3Rで
シンプルに身につく
輸液のキホン＆臨床実践

編集／柴﨑俊一

2022年4月号 (Vol.24 No.1)

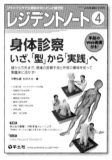

身体診察
いざ、「型」から
「実践」へ

頭から爪先まで、現場の診察手技と
所見の意味を知って実臨床に活かす！

編集／中野弘康，石井大太

以前の号はレジデントノートHPにてご覧ください ▶ www.yodosha.co.jp/rnote/

バックナンバーのご購入は，今すぐ！

- お近くの書店で：レジデントノート取扱書店
  （小社ホームページをご覧ください）
- ホームページから
  www.yodosha.co.jp/
- 小社へ直接お申し込み
  TEL　03-5282-1211（営業）
  FAX　03-5282-1212

※ 年間定期購読もおすすめです！

レジデントノート　電子版バックナンバー

現在市販されていない号を含む，
レジデントノート月刊 既刊誌の
創刊号〜2019年度発行号までを，
電子版（PDF）にて取り揃えております.

・購入後すぐに閲覧可能　・Windows/Macintosh/iOS/Android 対応

詳細はレジデントノートHPにてご覧ください

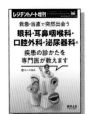
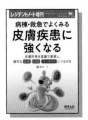
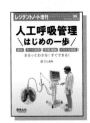
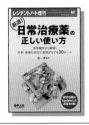
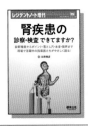
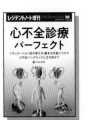
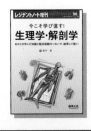

レジデントノート 次号 **5**月号 予告

(Vol.25 No.3) 2023 年 5 月 1 日発行

特 集

医師の文書作成、はじめの一歩
～書類の書き方教えます (仮題)

編集／大塚勇輝，大塚文男（岡山大学病院 総合内科・総合診療科）

電子カルテに始まり，診療情報提供書，入院診療計画書，死亡診断書など，医師が文章を書く機会は非常に多く，適切な文書を作成する能力は医師に不可欠なものといわれます．しかし，初期研修中に体系的に文書の書き方を学ぶ機会は少なく，独学的に習得するしかないといいます．
5月号では，研修医が病棟や救急外来で日常的に作成する基本的な文書の書き方や，それぞれの文書における注意点やポイントを実例を示しながら解説します．研修後も普遍的に役立つスキルが身につく特集です．

連 載

その他

※タイトルはすべて仮題です．内容，執筆者は変更になることがございます．

◆ 編集部より ◆

レジデントノートはこの春で25年目を迎えることができました. これまで本当に多くの方々にご指導をいただいてまいりました. この場を借りて厚く御礼申し上げます.

さて, 4月号の特集は「抗菌薬ファーストタッチ」です. 感染症診療や抗菌薬選択に苦手意識をお持ちの方が多いと聞きます. 本号では特に, 原因菌が未判明な場面での抗菌薬治療において, よりよい一手=ファーストタッチを選びとるにはどうすれば良いのか, 大切なことは何かをご解説いただきました. 原則の確認に, 臨床での実践に, ぜひ本特集をご活用ください. (久本)

レジデントノート

Vol. 25 No. 1 2023 〔通巻347号〕
2023年4月1日発行 第25巻 第1号
ISBN978-4-7581-1695-4

定価2,530円 (本体2,300円+税10%) [送料実費別途]

年間購読料
 定価30,360円 (本体27,600円+税10%)
 [通常号12冊, 送料弊社負担]
 定価61,380円 (本体55,800円+税10%)
 [通常号12冊, 増刊6冊, 送料弊社負担]
 ※海外からのご購読は送料実費となります
 ※価格は改定される場合があります

© YODOSHA CO., LTD. 2023
Printed in Japan

発行人	一戸裕子
編集人	久本容子
副編集人	遠藤圭介
編集スタッフ	田中桃子, 清水智子, 伊藤 駿, 溝井レナ
広告営業・販売	松本崇敬, 中村恭平, 加藤 愛
発行所	株式会社 羊 土 社 〒101-0052 東京都千代田区神田小川町2-5-1 TEL 03(5282)1211 / FAX 03(5282)1212 E-mail eigyo@yodosha.co.jp URL www.yodosha.co.jp/
印刷所	三報社印刷株式会社
広告申込	羊土社営業部までお問い合わせ下さい.

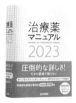

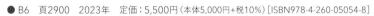
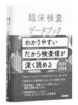

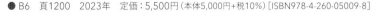

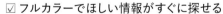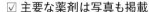

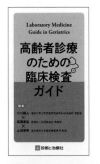
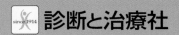

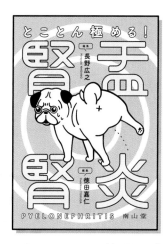

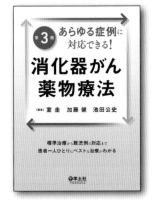

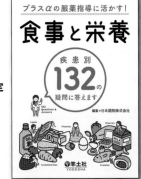

川西市立総合医療センター
Kawanishi City Medical Center

臨床研修医募集！

成長する力のある医師を育てます

大切なのは成長する力です

2022年9月 開院！

28診療科・405床（全室個室！）

<u>見学は随時、受付中！</u>

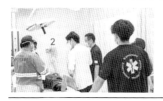

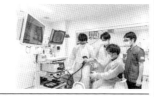

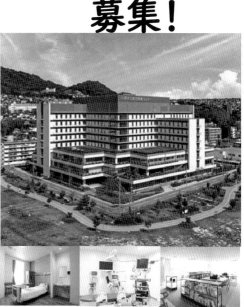

川西市立総合医療センター　臨床研修センター

兵庫県川西市火打1-4-1

TEL：0570-01-8199　FAX：072-789-8196

メール：rinsyokensyu@kyowakai.com

https://www.kawanishi-hospital.jp/

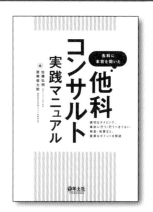

レジデントノート　4月号
掲載広告　INDEX